KREBS

AUS EINER NEUEN SICHT

Das „seelenlose" Eigenleben
der Körperzellen

KREBS
AUS EINER NEUEN SICHT

Das „seelenlose" Eigenleben
der Körperzellen

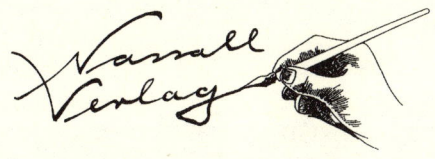

1. Auflage 1985
2. Auflage 1987
3. Auflage 1993

Einbandgestaltung
Angelika Frase, München

© Copyright by Nassall Verlag 1993
Pipinstraße 20
86932 Ummendorf bei Landsberg am Lech
Deutschland

ISBN 3-928711-01-6

Wenn du hervorbringst

was in dir ist,

wird das, was du hervorbringst,

dich retten.

Wenn du nicht hervorbringst

was in dir ist,

wird das, was du hervorbringst,

dich zerstören.

aus dem Thomas-Evangelium
(Apokryphen)

Inhaltsverzeichnis

Vorwort
zur ersten und zweiten Auflage

Zu meinem Vortrag auf dem 1. Wissenschaftlichen Kongreß der Gesellschaft für Biologische Krebsabwehr, gemeinsam mit der Deutschen Gesellschaft für Onkologie vom 26. bis 28. April 1985 in Heidelberg, schreibe ich eilends diese Broschüre als Ergänzung.

Für die Erkenntnisse, die ich hier niederschreiben darf, danke ich vor allem Gott.

Als nächstem danke ich Eberhard Kohler, durch den ich die seelischen Krankheitsursachen vertiefen durfte, deren Bestätigung ich täglich in der Praxis finde.

Danke sage ich auch meiner lieben Frau, die bis spät an der Schreibmaschine sitzt.

Danke sage ich auch allen meinen Patienten, durch deren Leiden und Freuden ich das Meiste lernen durfte.

Die heutige Situation

Ein Teil der Wissenschaftler und Techniker unseres kleinen Planeten arbeitet und forscht in der Waffentechnik oder in deren Umkreis zur Errichtung einer immer perfekteren Menschen-, Material- und Umweltvernichtungsmaschinerie.

Ein anderer, derzeit weit größerer Teil arbeitet auf friedlichen Gebieten wie Medizin, Verkehrs- und Transportwesen, Kommunikation, Bauwesen und in allen Bereichen, die unser Leben angenehm und schön gestalten.

Aber auch dieser Teil produziert heute, global gesehen, mehr unerwünschte Nebenwirkungen als positive Ergebnisse. Die Medizin zum Beispiel macht mittlerweile wahrscheinlich mehr Menschen krank, als sie heilt (iatrogene Krankheiten). Den anderen Gebieten von Wissenschaft und Technik geht es nicht besser. Sie produzieren weiterhin Abfallstoffe, deren sie nicht mehr Herr werden, in der Hoffnung, morgen die Lösung zu finden.

Alles in allem gesehen hat die zum Nutzen der Menschheit arbeitende Wissenschaft und Technik unbeabsichtigt ein Vernichtungspotential geschaffen, das unseren kleinen blauen Planeten – wenn vorher nicht ein Wunder geschieht – mit größerer Wahrscheinlichkeit vernichten wird, als die gefürchtete Kriegsmaschinerie.

Hier kann man mit Goethe sagen:

> „Herr, die Not ist groß!
> Die ich rief, die Geister
> Werd' ich nun nicht los." (Zauberlehrling)

In nächster Zeit werden wir im wesentlichen dafür zu arbeiten haben, daß die Lawine der Neben- und Folgewirkungen, der wir heute noch zum Teil frohen Mutes vorauseilen, nicht schneller wird als unser Fortschritt und uns schließlich einholt. Mit Wissenschaft und Technik müssen nun ernsthafte Probleme gelöst werden, die es ohne sie gar nicht gäbe.

Auf dem Gebiet der Medizin kann dies nur durch eine neue *Ganzheitsbetrachtung* und ein neues Ganzheitserleben des Menschen geschehen. Dafür müssen wir aber um- und neudenken, ja sogar einmal *nicht* denken lernen, um das Neue zuzulassen. Alte, festgefahrene Denkschablonen dürfen nicht aus wissenschaftlichen Prestigegründen verteidigt werden, sondern wir müssen den Mut und die Demut erlangen, um sie endlich loszulassen.

Um einen neuen Weg zu finden oder besser gesagt, um in unserer Entwicklung weiterzukommen, müssen wir unseren alten Standpunkt verlassen. Um eine Treppe hochzusteigen, muß ich mich immer wieder von einer Stufe lösen, um auf die nächsthöhere zu gelangen. Ich muß das Alte loslassen, um das Neue zu ergreifen.

Hölderlin sagte: „Es ward uns gegeben, auf keiner Stufe zu ruhen."

Die etablierte Medizin ruht schon allzu lange auf dem Gedanken der Krankheitsbekämpfung. Der Gedanke der Bekämpfung ist Ausgangspunkt, ist noch immer die Basis der heutigen Praxis und Forschung. Dadurch stagniert alles und es geschehen selten wirklich echte Heilungen. Wir brauchen uns doch nichts vorzumachen, die Statistiken zeigen uns deutlich, daß ein behandelter Krebskranker selten länger lebt als ein unbehandelter, wenn er auf die konventionelle Art behandelt wurde. Im Gegenteil, mancher hätte wahrscheinlich noch einige Jahre gelebt, wenn er sich nicht in Behandlung begeben hätte.

Die heutige, etablierte sog. Schulmedizin ist eine symptomatische Medizin; sie bekämpft mit immer stärkeren Mitteln die Auswirkung der Krankheiten. An den Nebenwirkungen und Spätfolgen sterben weltweit jährlich Millionen. Allein durch die wiederholte Unterdrückung einer wichtigen körpereigenen Abwehrfunktion wie dem Fieber, werden im Organismus allerlei Krankheitsvoraussetzungen geschaffen, bis hin zum Krebs.

April 1985

Vorwort zur dritten erweiterten Auflage

Die Erforschung des Krebses steht seit vielen Jahren mit Mammutprojekten im Mittelpunkt aller Krankheiten. In den vergangenen 25 Jahren wurden dafür – laut Schätzungen – weltweit ca. eine Billion Dollar ausgegeben. Man ist aber damit den Ursachen des Krebses nicht viel näher gekommen. Auch die „Mechanismen" des „bösartigen", unkontrollierten Wachstums sind bei weitem noch nicht entschlüsselt. Operationstechniken, Chemotherapie und Bestrahlung haben in den vergangenen Jahren zwar Fortschritte erzielt, aber – gemessen an dem Aufwand – längst nicht den erhofften Durchbruch gebracht. Trotz der Erforschung aller denkbaren Mittel aus dem Reich der Chemie und der Natur wurde bisher das ersehnte Krebsheilmittel nicht gefunden.

Angesichts dieser Tatsachen ist es verständlich, wenn sich unter den Forschern und Schulmedizinern immer mehr Resignation und Frustration ausbreiten und immer öffentlicher von einem „Erschöpfungszustand der naturwissenschaftlichen Medizin" gesprochen wird. Diese hoffnungslose Sackgasse der institutionalisierten Schulmedizin und die daraus resultierende wachsende Zahl verunsicherter und ängstlicher Krebspatienten wird leider in zunehmendem Maße von dubiosen „Bio-Ärzten" und anderen „Bio-Therapeuten" ausgenutzt. In vielen Ländern schießen die „Bio-Therapiezentren" und „Bio-Kliniken" wie Pilze aus dem Boden der Not. Leider ist ein großer Teil überwiegend am Geld der verzweifelten Krebskranken interessiert. Mit psychologisch perfekter Werbung, vielversprechend aufgebauschten Therapien, mit hochtrabenden Bezeichnungen und Mitteln, werden die Kranken scharenweise angezogen.

Zum Leid der vielen ernsthaft arbeitenden Natur- und ganzheitlich heilkundigen Ärzte, Heilpraktiker, Kurheime und Kliniken haben die Großgeldjäger die alternative Medizin als „Marktlücke" entdeckt. Wie auf allen Wirtschaftsgebieten wachsen nun auch immer mächtigere „Bio-Medizin"-Lobbies heran.

Mächtige, „flächendeckende" Organisationen in Wirtschaft, Politik und Religion sind ein „Zeichen" unserer Zeit. Sie wollen alles kontrollieren und die individuelle Schöpferkraft des Einzelnen zu ihren Zwecken gebrauchen bzw. mißbrauchen. Wer unbeirrt seinen eigenen Weg geht, wird als Störenfried bekämpft.

Unruhe, Rastlosigkeit und eine übertriebene – teils krankhafte – Betriebsamkeit (Hyperaktivität) sind ebenfalls Zeichen unserer Zeit. Dies wirkt sich auch in der Krebstherapie oft negativ aus.

Wer die wahren Ursachen und den Sinn einer Krankheit nicht erkennt und obendrein kein Vertrauen oder keine Beziehung zu Gott hat, verfällt aus Mitleid und Hilflosigkeit mitunter in eine heillose Betriebsamkeit (Aktionismus). Davon sind Schulmediziner sowie alternative Ärzte und andere Therapeuten in gleichem Maße betroffen. Zum Teil sind es die Kranken selbst, aber zum größten Teil treiben die Angehörigen, oft in panischer Angst und Hilflosigkeit zur Diagnostik und Therapie an, selbst im deutlichen Endstadium. Der Nürnberger Onkologe Prof. Walter Gallmeier sagte einmal, daß man mit dem „Guthaben" an überflüssiger Diagnostik und Therapie über Jahre hinaus die gesamte Krebsforschung finanzieren könnte.

Viele Behandler leiden unter dem Zwang zu Heilen. Für sie ist es leichter, die Patienten ständig mit gutgemeinten Behandlungen und Operationen zu strapazieren, als sie auch einmal passiv zu begleiten.

Ich erinnere mich an einen alten, magenkrebskranken Bauern in Südamerika: Eines Tages spuckte er Blut und als ich ihn ins Krankenhaus bringen wollte, sagte er: „Laß den Todesengel sein Werk in Ruhe an mir vollziehen und laß mich hier sterben auf der Erde, die mich hervorgebracht hat."

Der Tod ist bei uns schon lange nicht mehr gesellschaftsfähig.

12

Als ich noch im Krankenhaus arbeitete, klagte eine Krankengymnastin: „Wir müssen hier noch die Kadaver mobilisieren, in Ruhe kann hier keiner sterben."

Gott sei Dank erwachen immer mehr Menschen aus dem Grab des „Stoffwahns". Ein Umdenken, das zu einem Neudenken führt, keimt in allen Lebensbereichen, auch in der institutionalisierten Schulmedizin. Die Seele wird wieder mehr beachtet. Die psychosomatischen Zusammenhänge finden auch beim Krebsgeschehen in zunehmendem Maße Beachtung. Es gibt schon speziell geschulte Psycho-Onkologen, sowie Arbeitskreise mit dem Thema: Krebs und Psycho-Neuro- Immunologie.

Ich habe schon viele Krebsentstehungstheorien, Beobachtungen und Erfahrungsberichte gelesen und kann ihnen *allen* zustimmen und sagen: „ja, ich sehe das genauso."

Sie beschreiben alle einen oder auch mehrere Aspekte dieses komplexen Geschehens. Was sie als Ursache des Krebses beschreiben sind aus meiner Betrachtung die Auslöser aber nicht die letztendliche Ursache dieses Geschehens.

Nach meiner Erkenntnis gibt es nur *eine* „Grundsituation" der Krebsentstehung bzw. der Zellentartung.

Viele verschiedene Faktoren führen zur „Grundsituation" aber die letztendliche Ursache der Zellentartung ist *immer* nur *eine* und bei *allen* auch noch so verschiedenen Menschen *die gleiche.*

Der Krebsauslöser ist ebenso wie der weitere Verlauf der Krankheit bei jedem einzelnen Menschen entsprechend verschieden.

Die erste Auflage dieses Büchleins entstand in Eile, kurz vor einem internationalen Kongreß für die über 2000 Besucher, als Ergänzung zu meinem Vortrag. Diese Auflage war so rasch vergriffen und die Nachfrage so groß, daß ich die zweite Auflage nur um das Kapitel „Mikrokosmos gleich Makrokosmos" erweitern konnte.

Zur dritten Auflage habe ich nun Zeit einiges zu ergänzen, wozu ich damals keine Zeit hatte und einige Erfahrungen hinzuzufügen, die ich in diesen sechs Jahren seit der ersten Auflage erleben durfte. Somit ist das Büchlein von ehemals 30 Seiten auf über 90 Seiten gewachsen.

Ich hoffe, daß durch diese Erweiterung das Krebsgeschehen für den Leser, vor allem für den Krebskranken, verständlicher wird.

April 1991

Einige Leitgedanken

Wer etwas allen vorgedacht, wird jahrelang erst ausgelacht; begreift man die Entdeckung endlich, so nennt sie jeder „selbstverständlich"!   W. Jensen

Was der heutige Mensch braucht, ist ein Wiedererlangen und eine Vertiefung seiner Religiosität!   Carl Carstens
Altbundespräsident

Alles Sein ist im Grunde genommen *Geist*. Alle Materie ist – wie unser Körper – nur eine vergängliche Form, in der der Geist seiner selbst bewußt werden soll.

Eberhard Kohler

Wenn man in allem was geschieht, nur Gottes Liebe sieht, hat man den tiefsten Sinn gefunden, hat alle Gegensätze überwunden; des Leidens Stachel schwindet, wenn man zu diesem Frieden findet.

Ernst Vill

Meine Herren!
Als Physiker, also als ein Mann, der sein ganzes Leben der nüchternsten Wissenschaft, nämlich der Erforschung der Materie diente, bin ich sicher frei, für einen Schwarmgeist gehalten zu werden und so sage ich Ihnen nach meinen Erforschungen des Atoms dieses:

Es gibt keine Materie an sich!

Alle Materie entsteht und besteht nur durch eine Kraft, welche die Atomteilchen in Schwingung bringt und sie zum winzigsten Sonnensystem des Atoms zusammenhält. Da es aber im ganzen Weltall weder eine intelligente, noch eine ewige Kraft gibt, so müssen wir hinter dieser Kraft einen bewußten, intelligenten Geist annehmen.

Dieser Geist ist der Urgrund aller Materie!

Nicht die sichtbare aber vergängliche Materie ist das Reale, Wahre, Wirkliche, sondern der unsichtbare, unsterbliche Geist ist das Wahre!

Da es aber Geist an sich allein ebenfalls nicht geben kann, sondern jeder Geist einem Wesen gehört, müssen wir zwingend Geistwesen annehmen.

Da aber Geistwesen nicht aus sich selber sein können, sondern geschaffen worden sein müssen, so scheue ich mich nicht, diesen geheimnisvollen Schöpfer ebenso zu benennen, wie ihn alle Kulturvölker der Erde früherer Jahrtausende genannt haben: – Gott –.

So sehen Sie, meine verehrten Freunde, wie in unseren Tagen, in denen man nicht mehr an den Geist als den Urgrund aller Schöpfung glaubt und darum in bitterer Gottesferne steht, gerade das Winzigste und Unsichtbare es ist, das die Wahrheit wieder aus dem Grabe materialistischen Stoffwahnes herausführt und die Welt verwandelt und wie das Atom der Menschheit die Türe öffnet, in die verlorene und vergessene Welt des Geistes.

     Max Planck in einem Vortrag über das Wesen der Materie

Das tiefste und erhabenste Gefühl, dessen wir fähig sind, ist das Erleben des Mystischen. Aus ihm allein kommt alle Wissenschaft. Wem dieses Gefühl fremd ist und wer sich nicht wundern und in Ehrfurcht verlieren kann, der ist seelisch bereits tot. Das Wissen darum, daß das Unerforschliche wirklich existiert und daß es sich als höchste Wahrheit und strahlende Schönheit offenbart, dieses Wissen ist der Kern aller Religiosität.   Albert Einstein

Was kein Auge gesehen, was kein Ohr gehört hat und was keinem Menschen in den Sinn gekommen ist, offenbart GOTT denen, die IHN wahrhaft lieben. Uns aber hat es der GEIST GOTTES offenbart, denn der Geist erforscht alle Dinge, selbst die Tiefen der GOTTHEIT.

1. Korintherbrief 2,9-10

Die Naturwissenschaften braucht der Mensch zum Erkennen, den Glauben zum Handeln.   Max Planck

Krankheit ist die Suche nach dem Leben auf der stofflichen Ebene.

Wer sich selbst sucht, erlebt viele Trugbilder. Wer Gott sucht, lernt sich wirklich selber kennen.

Klaus-Dieter Nassall

Der Mensch ist der Perfektion seiner Produkte nicht gewachsen; er stellt mehr her, als er verantworten kann, weil er glaubt, alles machen zu dürfen, was er machen kann.

Günther Anders

Mit Adleraugen sehen wir die Fehler anderer, mit Maulwurfsaugen unsere eigenen.   Franz von Sales

Glück ist Liebe, nichts anderes, wer lieben kann, ist glücklich.   Hermann Hesse

Im Maße liegt die Ordnung, jedes zuviel und jedes Zuwenig setzt an Stelle der Gesundheit Krankheit

Sebastian Kneipp

Wir leben nicht von der Liebe, die wir erhalten, sondern von der Liebe, die wir geben.

Einige Aussagen erfahrener Ärzte und Krebsforscher

„Durch das Elektronenmikroskop haben wir die menschliche Unwissenheit über den Krebs 200 000fach vergrößert."

„Der größte Schaden für die heutige Krebsforschung wäre, wenn einer tatsächlich eine Heilungsmöglichkeit finden würde."

„Derzeit leben weit mehr Menschen *vom* Krebs als *an* Krebs sterben."

„Weniger ist mehr! Besonders in Bezug auf Therapie und Medikamente."

„Die meisten sterben nicht *an* ihrem Krebs, sondern *durch* die Behandlung."

„Die Unbehandelten leben meistens länger und vor allem besser. Viele von ihnen sterben nicht *an* , sondern *mit* ihrem Krebs."

„Es gibt fast nichts, was die Mediziner nicht als krebsverursachend anklagen, und diesen Anklagen folgen immer neue. Der Nutzen dieser fanatischen Jagd nach krebsverursachenden Stoffen ist gleich Null gewesen. Das Unheil, das damit angerichtet wurde, ist eine globale Krebsphobie, die die Leute verfolgt, wenn sie essen, trinken, atmen oder sich lieben."
Manu L. Kothari und Lopa A. Mehta
(Zwei indische Ärzte, aus ihrem Buch: „Ist Krebs eine Krankheit?", ro ro ro Taschenbuch Nr. 7790)

„Es ist inhuman (unmenschlich), wenn wir bei Krebskranken durch aufwendige und teure Therapien den Tod nur wenige Wochen hinausschieben und die Patienten in dieser Zeit ein erbärmliches Leben führen.

Es sollte uns nachdenklich stimmen, wenn eine zunehmende Zahl von Ärztinnen und Ärzten sagt: „An mir würde ich eine solche Therapie nicht vornehmen lassen". Kritiker haben bereits den Vorwurf erhoben, bestimmte aggressive Medikamenten-Kombinationen nützten nur der Pharma-Industrie und dem Arzt, nicht aber dem sterbenskranken Menschen."

Äußerungen von Professor Klaus Thomsen von der Hamburger Universitäts-Klinik, auf einem internationalen Ärztekongress 1985 in Berlin.

„Allzu oft betreiben wir ein gnadenloses Zuviel an Therapie."

„Wir handeln oft aus Verlegenheit vor dem Tod."

„Wir dürfen nicht mehr um jeden Preis behandeln. Damit bereiten wir den Kranken nur zusätzliche Qualen. Für viele wäre es besser, wenn wir sie nur einigermaßen schmerzfrei halten und sie zu Hause in Ruhe und Frieden sterben lassen würden."

„Wir müssen eine Tumormedizin nach Maß betreiben. Übertherapie und Überdiagnostik haben die Krebsmedizin – zum Teil zu Recht – in Mißkredit gebracht."

Professor Walter Gallmeier aus Nürnberg

„In unserem Eifer den Krebs überall totzuschlagen, haben wir übersehen, daß die Patienten oft mehr unter der Therapie, als unter dem Krebs leiden."

Dr. Ulrich Dold, Chefarzt im Zentralkrankenhaus Gauting, bei München

„Wir können Krebs diagnostizieren und entsprechend mit Chemotherapie, Bestrahlung und Operation bekämpfen, aber wir sind überfordert, wenn es um psychologische Hilfe geht; da sind wir nicht fachkundig genug und wir haben keine Zeit."

„Wir wissen, daß psychotherapeutische Begleitung wirksam sein kann, aber die Mechanismen dieser Wirkung kennen wir nicht."

„Wir nehmen die immerhin schon 2000 Jahre alte Vermutung, daß bei der Entstehung von Krebs psychische Einflüsse eine Rolle spielen könnten immer ernster. In großen Untersuchungen über mehrere Jahre hinweg konnten wir feststellen, daß Verlusterlebnisse, wie etwa der plötzliche Tod eines Kindes oder des Ehepartners, dramatische Veränderungen in verschiedenen Immunfunktionen ausgelöst haben. Laut Statistik gehen solche Verlusterlebnisse sehr häufig mit Krebserkrankungen einher.

Andererseits gibt es das Phänomen der Spontanheilungen selbst bei fortgeschrittenen Tumoren, von denen inzwischen über 3000 Fälle in der Fachliteratur dokumentiert sind. Dieses bisher unerklärliche Phänomen weckt immer wieder aufs neue unsere wissenschaftliche Neugier und wir fragen uns: Was sind das für Mechanismen, die den Körper befähigen, ein unkontrolliertes Tumorwachstum wieder rückgängig zu machen?"

„Wir sollten den Krebs kontemplativ (betrachtend) erforschen, um ihn eher verstehen zu lernen als zu beseitigen."
Leslie Foulds

„Ich sehe Krankheit nicht so sehr als funktionsstörung, die um jeden Preis beseitigt werden muß, sondern als wegweisendes Signal."
Dr. Wolf E. Büntig

Naturheilkunde und Schulmedizin: Ein Vergleichsfall

Eine Krankengeschichte, die aus der Kartei jeder Naturheilpraxis stammen könnte, zeigt deutlich die Folgen einer Symptom-Unterdrückungs-Behandlung:

Ein Patient mit einer akuten, fieberhaften, eitrigen Mandelentzündung kommt zu einem Schulmediziner in die Praxis. Er bekommt Fieberzäpfchen und Antibiotica, vom einfachen Penicillin bis zum Breitbandantibioticum. Der Patient wird fieberfrei und alle akuten Beschwerden gehen rasch zurück. Wochenlang klagt er noch über ein schlechtes Allgemeinbefinden. Durch die Antibiotica wurde die Darmbakterienflora schwer geschädigt; das führte zu schlechtem Stuhlgang. Der Patient litt ferner noch Wochen danach unter Appetitlosigkeit, Kopfweh und Ausbrüchen von Schwächeschweißen. Diese Symptome wurden vom Arzt nun wiederum mit Abführmitteln, Kopfschmerzbetäubungsmitteln (Nebenwirkungen auf Leber und Nieren) und mit Herzglykosiden (ebenfalls mit Nebenwirkungen) behandelt. Dadurch konnte kein wesentlicher Erfolg verzeichnet werden; aber es traten als neue Beschwerden Schwindel, Nierenbeschwerden mit Bakterien im Urin und leichte Ödeme auf. Erneute Verordnung von Antibiotica, dazu ein Diureticum (mit Nebenwirkungen) führt dazu, daß sich der Patient erneut *vorübergehend* besser fühlt.

Nach einem Vierteljahr, Rückfall der akuten fiebrig-eitrigen Mandelentzündung; wieder fiebersenkende Zäpfchen und Antibiotica. Diesmal tritt die Besserung erst nach drei Wochen Arbeitsunfähigkeit und reichlich „Aufbaumitteln" ein. Nach einiger Zeit erneuter Rückfall. Die Mandeln werden entfernt. Acht Tage Krankenhausaufenthalt. Danach leidet der Patient an chronischer Bronchitis, Stuhlgangs- und Verdauungsbeschwerden, Blähungen, immer wiederkehrenden Halsentzündungen. Er bekommt weiterhin Antibiotica, Abführmittel und hustendämpfende Mittel verordnet.

Nach ca. einem Jahr, akute Blinddarmentzündung: Operation des Blinddarmfortsatzes. 14 Tage Krankenhausaufenthalt. Nach einigen weiteren Monaten tritt ein Hautausschlag auf; er wird zum Hautarzt überwiesen und bekommt von diesem eine Cortisonsalbe. Der Hautausschlag verschwindet, die Bronchitis nimmt zu. Nach einiger Zeit erneut ein Hautausschlag, diesmal noch größer. Wieder Überweisung zum Hautarzt, erneut Cortisonsalbe. Der Hautausschlag verschwindet, aber der Allgemeinzustand wird immer schlechter, die chronischen Beschwerden nehmen zu, der Organismus „kränkelt" überall.

Der Patient verliert das Vertrauen in diese Art der Medizin und sucht nun Hilfe bei einem Naturheilkundigen.

Wäre dieser Patient von Anfang an zu einem naturheilkundigen Arzt oder Heilpraktiker gegangen, dann hätte er heute seine Mandeln und seinen Blinddarmfortsatz mit größter Wahrscheinlichkeit noch. Beide sind miteinander, besonders auf lymphatischem Weg, sehr eng verbunden und bilden eine wichtige Abwehrgemeinschaft des Organismus.

Die Behandlung hätte etwa folgendermaßen ausgesehen:

Absaugen (rödern) der eitrigen Mandeln (nicht unbedingt), Bettruhe bis 1–2 Tage nach Abklingen des Fiebers. Dieses wird, falls es zu schwach ist, durch entsprechende Maßnahmen wie Schwitzpackungen, ansteigende Fußbäder und Kräutertees gefördert und durch ableitende Maßnahmen, wie Wadenwickel, Ganzwaschungen und kühle Klistiere gesenkt, falls es zu hoch ist. Nicht umsonst hat ein berühmter Arzt am Anfang dieses Jahrhunderts gerufen: „Gebt mir das Fieber und ich heile Euch jede Krankheit."

Gründliche Darmreinigung (Ausleitung der Gifte) mit Glauber- oder Passagesalz, anschließend Tee- oder Saftfasten mit reichlich Flüssigkeitszufuhr entsprechender Heilkräutertees und Quellwasser, die die Entgiftung des gesamten Organismus fördern. Täglich abwechselnd gurgeln, einmal mit Salbeitee, andermal mit frisch gepreßtem Zitronensaft. Einmal täglich einen Halswickel mit Meersalzwasser, im Wechsel mit Quarkwickel und Einsprühen der Mandeln mit Kaffeekohle mittels eines Strohhalms. Wenn es nötig erscheint, kann die körpereigene Abwehr noch mit gezielten Kräutermitteln wie z.B. Echinacea (Sonnenhut) unterstützt werden. Nach der Fastenkur erfolgt ein Wiederaufbau, behutsam in kleinen Schritten, mit leichter, einfacher Frischkost. Dann ist der Patient gründlich geheilt und fühlt sich wie neugeboren.

Während er durch die Schulmedizin Organverstümmelung erleiden muß und schwere Gesundheitsschäden davonträgt, die sich unter Umständen bis hin zum Krebs entwickeln können.

Und dies nur aufgrund eines Gedankenfehlers: Anstatt die Entgiftungsbestrebungen des Körpers zu unterstützen, unterdrückt man seine noch gesunden und natürlichen Abwehr- und Reinigungsmechanismen.

> „Was der Darm nicht heilt,
> das heilt die Leber,
> was die Leber nicht heilt,
> das heilt die Niere,
> was die Niere nicht heilt,
> das heilt die Lunge,
> was die Lunge nicht heilt,
> das heilt die Haut,
> was die Haut nicht heilt,
> das führt zum Tod."
>
> Alte chinesische Weisheit

Der Kostenvergleich

Bei der heutigen Kostenexplosion im Krankenwesen ist es nicht uninteressant, auch einmal den Kostenunterschied beider Therapien zu vergleichen. Der schulmedizinische Leidensweg des geschilderten Patienten mit ca. 50 Arztbesuchen, häufigen, unnötigen Laboruntersuchungen, vielen teuren Medikamenten und 22 Tagen Krankenhausaufenthalt mit OP, kostete die AOK ca. 18 000 DM. Dazu kommen noch ca. 90 Tage Arbeitsausfall durch die häufige Krankschreibung und die Krankenhausaufenthalte. Auch dies geht zu Lasten der Allgemeinheit.

Im zweiten Fall genügt in der Regel ein Besuch bei einem Naturheilkundigen, der bei einer gründlichen Untersuchung und ausführlichen Beratung mit Fastenanleitung usw. ca. 160 DM kostet. Die Tees und Medikamente, wenn überhaupt welche eingesetzt werden, kosten ca. 100 DM. Der Patient braucht aber mindestens sieben Tage kein Geld für Lebensmittel. Der Arbeitsausfall liegt zwischen 14 und 21 Tagen.

Die symptomatische Medizin
in der Sackgasse

Die Störungen, die durch ein einziges Symptomenbekämpfungsmittel im Organismus hervorgerufen werden, sind je nach Medikament von vorübergehend leicht bis hin zur inneren Katastrophe führend.

Verstümmelungen, wie sie durch ein einziges, als harmlos gepriesenes Schlafmittel (Contergan) an Tausenden von Kindern im Mutterleib verursacht wurden, scheinen längst in Vergessenheit geraten zu sein. Auch die Tonnen von Abführmitteln, Schlafmitteln und Psychopharmaka, die in der BRD jährlich geschluckt werden, seien hier nur am Rande erwähnt. Wir brauchen uns doch nicht zu wundern, wenn die heutigen Menschen immer mehr unter Abwehrschwächen leiden. Die Abwehrkraft wird ja durch Antibiotica und viele andere Medikamente geschwächt und zerstört.

Viele Ärzte haben sich leider zu reinen Pillenverordnern, zu indirekten Verkäufern einer riesigen pharmazeutischen Chemie-Lobby degradiert, oder zu einem hochspezialisierten Einzel-Organ-Technologen stilisiert. Die Bezeichung Arzt ist für beide nicht richtig, denn Arzt bedeutet Heilkundiger und Heil ist immer das Ganze. Ein Arzt ist also ein Heilkundiger, der den Menschen als Ganzes, anatomisch, physiologisch und psychologisch erkennt, beurteilt und behandelt.

Sie alle möchte ich liebevoll, keineswegs mit belehrendem Zeigefinger auf Hippokrates hinweisen, dessen Eid die Ärzte früher geschworen haben. Hippokrates konnte schon damals 400 Jahre vor Christi Geburt sehr genau zwischen den Ursachen und den Erscheinungen eines Leidens unterscheiden. Er hatte erkannt, daß jede Erkrankung ein Ausdruck seelischer Störungen ist, demzufolge der Leib nur durch die Seele geheilt werden kann. Er hat zwei berühmte Lehrsätze geprägt:

„Es gibt keine Krankheiten
sondern nur kranke Menschen."

„Unsere Nahrungsmittel müssen Heilmittel,
unsere Heilmittel müssen Nahrungsmittel
werden."

Danach zu handeln erfordert freilich mehr Mühe und Kenntnisse, als in einem pharmazeutischen Kompendium im Indikations-Index das passende Symptommittel zu finden.

Leider gibt es auch viele Heilpraktiker, die anscheinend weder den hippokratischen Lehrsatz kennen, noch die Naturheilkunde und ebenfalls nur Medikamenten-Kompendien durchstöbern. Auch das falsche Verordnen von Kräutertinkturen und Komplexmitteln kann zu Störungen im Organismus führen. Besonders seelische Störungen können in erheblichem Maße angerichtet werden durch homöopatische Hochpotenzen, wenn sie die Krankheitsursache nicht genauestens treffen. Deshalb sollten Hochpotenzen *nur* von Homöopathen verabreicht werden, die ihre Domäne vollständig beherrschen und gewissenhaft verantworten können. Eine homöopathische Hochpotenz in unkundigen Händen ist weitaus gefährlicher für die Seele als die stärkste Allopathie, denn letztere trifft überwiegend den Körper.

Neben einer wachsenden Zahl naturheilkundiger Ärzte zeichnet sich bei den Schulmedizinern auch ein zögernder Trend zur biologischen Medizin ab. Bei den letztgenannten leider immer noch auf der Basis der Krankheitsbekämpfung: Die Mittel haben sich zwar geändert, nicht aber die Einstellung zur Krankheit.

Das wachsende Heer der hochspezialisierten Einzel-Organ-Technologen sei auch noch erwähnt, wobei sich beispielsweise Nephrologen und Urologen um die Abgrenzung ihrer Wirkungsbereiche streiten. Manchmal habe ich den Eindruck, daß so ein Organspezialist schon längst vergessen hat, daß dieses Einzelorgan zu einem Organismus gehört, einem Menschen also, dem eine Seele und ein göttlicher Geist innewohnen.

Auch hier läßt sich mit Goethe sagen:
„Sie haben alle Teile in der Hand,
fehlt leider nur das geistige Band."

Abschließend sei noch auf die Gen-Technologie hingewiesen, eine sehr junge Sparte der Medizin, die aber die größten Gefahren und einseitigen Mißbräuche in sich birgt. Sie kann eine Katastrophe von ungeahntem Maße heraufbeschwören.

Liebhaben statt rechthaben

Mit dem bisher Gesagten möchte ich niemand verletzen, beurteilen oder belehren. Auch spreche ich damit keinem Schulmediziner sein liebevolles und ehrliches Bemühen um das Wohl seiner Patienten ab. Im Gegenteil, ich weiß, wie schwer er es hat, wenn er aufgrund eines sehr unzulänglichen Krankenkassensystems 40 bis 60 Patienten täglich durch seine Praxis schleusen muß. Da bleiben ihm aber auch beim besten Willen weder Zeit noch Kraft für eine individuelle Behandlung, ja er kann nicht einmal alle subjektiven Beschwerden der Patienten anhören. Dazu kommt noch der Bereitschaftsdienst, der ihn jederzeit aus seinem wohlverdienten Schlaf reißen kann. Obendrein wird diesen Schwerarbeitern noch vorgeworfen, sie würden zuviel verdienen. Ich danke auch der Schulmedizin für alle wertvollen Erkenntnisse, die sie bisher erbracht hat und weiterhin erbringt, ich habe sehr viel davon gelernt. Ich will mit dem Gesagten nur auf die Folgen und Gefahren einer einseitigen Medizin hinweisen und eventuell den einen oder anderen motivieren, seinen individuellen Weg zu einer Ganzheitsheilkunde zu suchen.

Wer und was ist der Mensch

Um die Ursache und den Sinn, die „Be – deutung" des Krebses begreifen zu können, muß man den Menschen in seiner Ganzheit erfassen.

Wer und was ist dieser Mensch, der da „ich" sagt. Sagt das Fleisch „ich"?? Ich kenne keine Sprache auf der Erde, in der der Mensch sich mit seinem Körper identifiziert. Überall zeigt er ihn mehr als seinen Besitz an: *Mein* Kopf, *mein* Bein, *mein* Arm, *meine* Hand, *meine* Brust usw. Niemand sagt: *Ich* Kopf habe Schmerzen oder *ich* Brust habe weh.

Wenn ich also sage „mein Körper" oder auch „der Körper", dann bin ich nicht der Körper, sowenig wie ich das Haus bin, das ich als mein Eigen bezeichne. Ich wohne zwar darin, aber ich bin nicht das Haus.

Ebenso wohne *ich* im Körper, durchdringe ihn in allen Räumen, bin aber nicht der Körper, sondern ich habe mir diesen Körper gewissermaßen selbst geschaffen, nach *meinen* individuellen Bedürfnissen, wie ein Haus, das ich im Rahmen einer vorgegebenen Norm nach meiner Planung gestalte und ausstatte.

Wer bin ich nun??

Das ist schwer zu erklären, weil ich es bis in die letzte Konsequenz, in der Vielschichtigkeit meines Seins auch nicht weiß.

Aber soviel weiß ich: Ich bin, der ich bin, ein mehrdimensionales Geistwesen; meine Wesenssubstanz ist höchste Energie, Licht und Liebe. Der Keim meines Licht- und Liebewesens ist aus dem Wesen des Lichts und der Liebe hervorgegangen, das ewig ist und währt und das wir als Gott bezeichnen.

In meinem Werdeprozeß, frei von Raum und Zeit, bildete sich um meinen Lichtkern ein immer dichter werdendes Netz von Energiefeldern. Ein „Kleid" wurde um mich herum gewoben, dessen Substanz (wenn man sie überhaupt als solche bezeichnen kann) schon etwas dichter ist, als mein Wesenskern aus Licht und Liebe. Jede Erfahrung auf diesem endlosen Weg schafft einen „Faden" und eine Verbindung in diesem „Kleid". Es ist sozusagen mein *Erfahrungsleib*. Irgendwann war ein Stadium erreicht, in dem ein Erfahrungsprozeß der Vergänglichkeit, der Endlichkeit durchgemacht werden mußte. Entwicklungserfahrungen in einer dichten Welt, in der die Grenzen des Raumes die Zeit erzeugen, in der Anfang und Ende sehr dicht beieinander liegen. Dazu wurde ich aus den unbegrenzten geistig-seelischen Dimensionen in einen unbeschreiblich dichten Zustand versetzt, wobei ich das Bewußtsein über meine Herkunft verlor, als ich in das irdische Leben als Leib-Seele-Wesen eintrat.

Wie beginnt das menschliche Leben?

Betrachten wir kurz das beginnende menschliche Leben. Die befruchtete Eizelle fängt sofort an zu wachsen und teilt sich kurz darauf in zwei *gleiche* Zellen, diese wachsen und teilen sich wiederum in vier *gleiche* Zellen, diese teilen sich wiederum in acht *gleiche* Zellen und so geht es weiter, ein undifferenziertes Zellwachstum, wie beim Krebs. Ein Häufchen gefräßiger, gleichartiger Zellen, die nur immerzu wachsen wollen und sich vermehren, anscheinend ohne gegenseitige Dienstleistung oder Erfüllung eines bestimmten Zweckes, die also ein noch scheinbar egoistisches Dasein führen.

Auf einmal kommt ein „Organisator" hinzu und bestimmt, daß sich aus einer Zelle in Zukunft nur Gehirnzellen entwickeln dürfen und dies nicht in unbegrenztem Maße, sondern in einer genau begrenzten Zahl. Aus einer weiteren Zelle sollen sich fortan nur Herzzellen, aus einer anderen nur Leberzellen entwickeln. So baut ein „Organisator" nach einem vorgegebenen Plan seinen Zellstaat, in dem ein Zellorganismus dem anderen dient und diesen ergänzt.

Nun stellt sich eine Grundsatzfrage für alles weitere Forschen um das Geheimnis der Menschwerdung.

Wer ist dieser „Organisator"?

Der Anatom, Ontogenetiker und Embryologe Prof. Dr. Erich Blechschmidt gibt uns auf diese wichtige Frage eine interessante Antwort: „Heute ist sicher, daß es spezifische Induktoren im Sinne einer Entwicklungsanregung von innen heraus *nicht* gibt...

Irrtümlicherweise wird vielfach angenommen, daß sich aus den Chromosomen der Verlauf der Differenzierungen ableiten ließe. Aus der Kenntnis der Chromosomenstruktur lassen sich die Entwicklungsvorgänge jedoch nicht deduzieren... In dem Stoffwechsel des Keimes finden wir die Chromosomen, ebenso wie ihre Gene, nicht dynamisch aktiv, sondern im Gegenteil passiv. Die Gene sind *nicht* die Motoren der Entwicklung. Sie bringen nachweislich nicht selbst die späteren Merkmale des differenzierten Organismus hervor, auch nicht etwa indirekt auf dem Weg über die von ihnen gebildeten Enzyme."

Gehen wir in Gedanken nochmals zurück: Zu dem unkontrolliert wachsenden Zellhaufen ist etwas Neues hinzugetreten. Ein Etwas, das die außerordentliche Fähigkeit hat, Zellen zu differenzieren und sie in sinnvolle Verbände zusammenzuschließen. Dies sind deutliche Merkmale einer Individualität, die ich „Organisator" genannt habe.

Weltweite, minutiöse Forschungen über Jahrzehnte hinweg haben ergeben: Der „Organisator" sitzt nicht im Innern der Zelle! – Wo ist er dann?

Dazu sagt Blechschmidt: „Genaue Untersuchungen der beim Menschen ablaufenden Differenzierungsvorgänge haben gezeigt, daß diese nicht vom Zellkern, sondern von der Zellgrenzmembran, d.h. von außen eingeleitet werden."

Weiterhin sagt er: „Differenzierungen sind unmittelbarer Ausdruck von Kräften im physikalischen Sinn und nicht von chemischen Eigenschaften besonderer Substanzen. Es gibt tatsächlich *Gestaltungskräfte*, aber *keine Gestaltungsstoffe*."

Diese wissenschaftliche Entdeckung Blechschmidts ist meines Erachtens eine der größten dieses Jahrhunderts. Die Aussage, ihre Konsequenz und Tragweite sind wahrscheinlich Blechschmidt selbst nicht einmal ganz bewußt, und es werden wohl noch Jahre vergehen, bis dies in das Bewußtsein der Mediziner dringt.

Es ist der (unbewußte) wissenschaftliche Existenzbeweis einer seelisch-geistigen Individualität, die schon *vor* der Existenz des Erdenlebens eines Menschen *war* und nach dessen Ableben weiterhin *sein* wird. Es ist der Beweis, daß diese Individualität von Anfang an da ist. Auch dazu sagt Blechschmidt: „Die Erhaltung der Individualität als eines schon *vorgegebenen Ganzen* ist eines der Grundprinzipien jeder Entwicklung." Und er führt aus: „Was wir im Sinne von Ontogenese Entwicklung nennen, bedeutet eher eine Vollendung mit abnehmender Ursprünglichkeit eines im Wesen schon vorhandenen, als etwa einen Fortschritt im Sinne einer ständigen Höherentwicklung aus vermeintlich unwesentlichen Anfängen."

Wenn wir nun die Aussage eines Physikers wie Max Planck über das Wesen der Kraft im physikalischen Sinn hinzunehmen, dann dürfte uns so langsam ein Lichtlein aufgehen. Max Planck sagt, daß jede Kraft die Auswirkung eines Geistwesens ist. Das bedeutet, daß *ich* als Geist-Seele-Wesen der Urheber der Zelldifferenzierung bin. Ich bin der „Organisator", der von Anfang an mitwirkt an der Entstehung meines irdischen, vergänglichen Leibes, des „Kleides" meiner Seele, des „Fleisches" meiner Inkarnation. Letztlich ist es die Urkraft *Gott*, die durch meine Seele diesen Leib schafft.

Die Chinesen, die dies von altersher gewußt haben, gelten deshalb auch schon als neun Monate alt, wenn sie geboren werden.

Über dieses Gebiet wäre noch weiteres zu sagen: zum Beispiel warum der eine als Mongoloider geboren wird und beim anderen bestimmte Zellverbände wie z.B. die des Auges nicht entsprechend entwickelt sind. Wie läßt sich dies mit anderen Entwicklungsmodellen des menschlichen Werdens vereinbaren? Wie sieht die Entwicklung bei den Tieren aus?

Der Versuch, diese Fragen zu beantworten, würde zu weit vom Thema dieser Schrift wegführen. Nur soviel möchte ich noch dazu sagen: Nach meinen Erkenntnissen stimmen alle Entwicklungsgeschichten wie die Genesis der Bibel, Darwins Modell oder die Urknall-Theorie usw. überein. Sie beleuchten gleiche Tatsachen aus verschiedenen Gesichtspunkten. Sie sprechen unterschiedliche Sprachen, ihrer Zeit und ihres Bewußtseinshorizontes entsprechend. Der Zeitraum zwischen der Genesis und Darwins Erkenntnis ist sehr groß. Auch die Fragestellung hat sich gewandelt. Jahrtausende zurück stand die Frage: *„Wer* hat das alles geschaffen?" im Vordergrund. Heute fragt man: *„Wie* ist es entstanden?"

Geist-Seele-Materie

Um den Menschen noch besser als eine Einheit von Geist, Seele und Körper zu verstehen, sei hier noch einiges zum Wesen der Materie und der Seele gesagt: Die Physiker bezeichnen Materie heute als einen stationären Schwingungszustand der Energie. Die Quantentheorie sagt, daß alles „gequantelt" sei, das heißt, in kleinsten Portionen vorkommt (viel kleiner als das Atom). Der stationäre Schwingungszustand solch einer kleinsten Energieportion ist eine Art Drehbewegung um die eigene Achse, und viele solche Teilchen nebeneinander bilden ein Energiefeld, das wir als Materie wahrnehmen. Ihre Festigkeit ist nur relativ. Bewegt sich so ein Energiequant noch zusätzlich auf einer Bahn, so wird es zu Licht oder zu elektrischen Wellen.

Somit unterscheidet sich zum Beispiel die Welt der Seelen von unserer materiellen Körperwelt dadurch, daß die Schwingungen der „feinstofflichen" Seelenwelt viel energiereicher und hochfrequenter sind, als diejenigen, die uns als materielle Welt erscheinen. Die Welt des Geistes besteht aus noch höheren Schwingungen. Auf diese Weise durchdringen sich verschiedene Daseinsformen oder „Welten", ohne einander zu stören, so wie Radiowellen verschiedener Sender friedlich nebeneinander und ineinander existieren. Sie erfüllen alle denselben Raum und durchdringen vielerlei materielle Stoffe, ohne diese zu verdrängen.

So durchdringen Geist und Seele den Körper. Die Seele erfüllt im wesentlichen den Raum, den auch der Körper einnimmt, ihre Ausstrahlung wird seit Jahrtausenden als „Aura", „Od" oder „Heiligenschein" bezeichnet und ist heute mittels der Kirlian-Methode fotografierbar und diagnostisch verwertbar. Der Geist als Urheber des Lebens durchdringt die Seele nur soweit, als diese es zuläßt.

Die drei Aggregatzustände der Moleküle aller Stoffe (fest, flüssig, gasförmig) können uns zur Veranschaulichung des Verhältnisses von Geist, Seele und Materie helfen. Am Beispiel des Wassers kann man dies am eindrucksvollsten erleben: Entziehen wir dem Wasser Energie, indem wir es abkühlen, so verlieren die Wassermoleküle an Bewegungsenergie bzw. „Freiheit". Schließlich bilden sie das Kristallnetz, das wir „Eis" nennen. Führen wir dem Eis wieder Energie (Wärme) zu, so nimmt die Bewegung der Moleküle ständig zu, bis aus dem festen Gefüge wieder Wasser wird. Führen wir dem Wasser weiterhin Energie zu, so wird die „Bewegungsfreiheit" der Wassermoleküle ständig gesteigert, bis sie schließlich den Oberflächenbereich verlassen und den gasförmigen Wasserdampf bilden.

An diesem Beispiel können wir uns die drei Existenzebenen des Menschen veranschaulichen: Am Dampf die Ebene des Geistes, am Wasser die der Seele und am Eis die Ebene des Körpers. Bei allen drei Aggregatzuständen handelt es sich um dieselben Moleküle; der Unterschied liegt in ihrem Bewegungszustand, in ihrer Energie. Wir können sagen: Wasser ist verdichteter, energieärmerer Dampf, Eis ist energieärmeres, verhärtetes Wasser. – Ganz entsprechend können wir uns Materie, insbesondere unseren Körper als „verdichtete Geistsubstanz" vorstellen.

In jedem Wassermolekül ist „Wasserdampf" enthalten, so wie der Geist in der Seele ist, und in jedem Eismolekül ist noch Flüssiges, also Wasser enthalten, so wie die Seele im Körper.

(Erst bei −270° C ist alles Wasser gefroren, man könnte es letztlich auch als „gefrorenes" Licht bezeichnen.) Aber im Wassermolekül finden wir keine Eiskristalle mehr, so ist der Körper auch nicht *in* der Seele, sondern die Seele *im* Körper.

Wir wollen dieses Bild noch etwas erweitern. Wir finden die drei Aggregatzustände bei allen materiellen Stoffen, auch die härtesten Stoffe wie Diamanten und Metalle werden durch entsprechend hohe Energiezufuhr erst flüssig, dann gasförmig und schließlich strahlendes Licht. Licht kann man als einen vierten Aggregatzustand bezeichnen; die Physiker nennen ihn Plasmazustand. Das Licht bei einer Atombombenexplosion ist im Grunde genommen das Zerstrahlen eines Steines. Es ist die *gewaltsame* Rückführung in seinen Urzustand, nämlich ins Licht. Der noch länger sichtbare Atompilz sind verdampfte Steine.

So sind wir einst alle aus dem Licht-Liebe-Urzentrum gekommen, bis hinein in die härteste Verdichtung. Die Ursachen würden ein Buch füllen, aber man kann sie auch mit zwei Worten ausdrücken: *Lieblosigkeit* und *Gottesferne*.

So ist das Licht an der Quelle (Glühbirne oder Kerze) noch weitgehend ungeteilt. Je weiter es sich davon entfernt, umso mehr teilt es sich und wird schwächer (20 m von der Kerze entfernt kann man nicht mehr lesen). Wenn das Licht eine bestimmte „Fluchtstrecke" von der Quelle entfernt ist, kommt ein Zustand, in dem es keine Energie mehr zur Fortbewegung besitzt. Jedes einzelne Lichtpartikel gelangt somit in einen „stationären" Zustand, in dem zwar der ursprüngliche Impuls weiterschwingt, aber dieser reicht nur noch aus, um die Drehung der Teilchen um sich selbst zu vollziehen.

Nachdem wir hier einige Eigenschaften der Materie in groben Zügen betrachtet haben, können wir vielleicht auch Max Planck besser verstehen, wenn er sagt:

„Der *Geist* ist der Urgrund aller Materie."

Wenn wir den beschriebenen Weg des Lichts oder des Geistes weg von Gott wertfrei als „Abwärtsentwicklung" bezeichnen, so können wir die nächste Phase als „Aufwärtsentwicklung" sehen. Das stationär schwingende Lichtpartikelchen wird von einem neuen mit höherer Energieladung getroffen, durch den Aufprall wird ihm die Energie zur Weiterbewegung vermittelt. Das andere Lichtpartikelchen verliert dabei Energie und gelangt damit selbst in den stationären Zustand, etwa wie bei einem Billardspiel: Die angestoßene Kugel rollt weg, die den Impuls vermittelt hat, bleibt liegen. So erkennen wir die Kreisläufe der Schöpfung: Der harte Stein wird zu Humus, der Humus zur Pflanze und so fort. Damit wären wir bei Darwins Evolutionstheorie, nur daß bei ihm der Göttliche Geist mit seiner unumstößlichen Ordnung fehlt. Dieser aber begegnet uns in der Schöpfungsgeschichte der Bibel. Darin schafft Gott auch erst die Erde, danach die Pflanzen, darauf die Tiere und zuletzt den Menschen. Nur wie dies geschehen ist, steht nicht darin. Die Menschen vor Jahrtausenden hätten es auch nicht verstanden.

Geburt und Werdegang der Seele

Die menschliche Seele ist ein feinstoffliches Lichtgebilde mit einer Erscheinungsgestalt, die dem irdischen Körper gleicht: Je nach dem Geist, der in ihr wohnt, hat sie eine starke oder schwache Ausstrahlung. In der Seele sind *alle* Erfahrungen eingeprägt, die wir im Laufe unseres Werdeprozesses gesammelt haben, deshalb nennt man die Seele auch „Erfahrungsleib". Sie bildet unsere Individualität. Als Geistwesen war jeder Mensch einmal ein bipolares Wesen ohne Selbsterkenntnis. Das heißt, eine Wesenseinheit aus einem männlichen und einem weiblichen Prinzip. Durch den Geist der Trennung und der Erkenntnis (Lucifer) zerfiel diese Einheit in eine männliche und eine weibliche Polarität und erkannte sich selbst als ein von Gott getrennt existierendes Geistwesen. Der Trennungsakt war die Geburt des Egoismus, der somit die Grundstruktur unserer Seele ist.

Dies war der Anfang unserer freien Individualität als Mensch: die Geburt der Seele. Zuvor waren wir Wesen, die nur den Willen Gottes kannten. Nun verfügen wir bis auf den heutigen Tag über einen eigenen, freien Willen.

Daraus ergibt sich der eigentliche Sinn unseres Lebens: Wir tragen das Ebenbild Gottes als geistiges Erbe in uns, haben aber die Freiheit, uns von diesem Erbgut zu distanzieren indem wir unseren Egoismus leben oder es zu verwirklichen; anders gesagt, uns für Gottes Willen zu entscheiden und zuzulassen, daß ER sein Werk an uns vollendet. Damit wir als vollkommene und bewußte Individualwesen, eben als „Kinder Gottes" in jene unendliche Welt der Liebe und des reinen Lichts aus eigenem, freiem Willen zurückkehren, in der wir einst als „Gottes-Willen-Wesen" lebten.

Seele und Gesundheit

Alles frühere Erleben ist bis auf den heutigen Tag in unserer Seele eingeprägt und bildet somit die zum größten Teil unbewußten Motive unserer Handlungen. Deshalb bezeichnet man den größten Teil der Seele in der Psychologie als das Unterbewußtsein und den kleineren Teil, der den Verstand und das logische Denken ausmacht, als unser Tagesbewußtsein. Über das Erste kann der Mensch im allgemeinen während seines Daseins im grobstofflichen Leib nicht bewußt verfügen, das Tagesbewußtsein oder Ichbewußtsein kann er nach eigenem Gutdünken bewußt zu jeder Wachzeit gebrauchen. Der menschliche Geist, unser „individuelles" göttliches Sein – das Ebenbild Gottes in uns, wird in der Psychologie vielfach als das „kollektiv Unbewußte" (C.G. Jung) bezeichnet; jene Sphäre, in der wir alle miteinander verbunden sind, ohne es wahrzunehmen.

Nun hat die Seele nicht irgendwo im Körper ihren Sitz, wie man dies früher annahm, sondern sie durchdringt ihn vollkommen. Da der Körper nach dem Bauplan der Seele erschaffen wurde, so ist auch jedes Organ Träger einer ganz bestimmten seelischen Eigenschaft. Wenn die Seele, deutlicher gesagt die seelische Organisation, in all ihren Eigen-

36

schaften energetisch gleich stark ist, so funktionieren alle Organe optimal.

Dies bedeutet in bezug auf die einzelne Zelle, daß sich die treibende Kraft aus dem Zellinnern und das ordnende Kraftfeld an der Zellmembrane in einem harmonischen Spannungszustand befinden. Dadurch schwingt die Zelle in einer hohen Frequenz und enthält viel Licht und Wärme. Somit ist der ganze Mensch in seiner Vielfalt „durchsonnt", „gesonnt" oder wie wir heute sagen gesund. Unsere deutsche, sehr metaphysische Sprache zeigt uns im sprachlichen Bild, daß gesund sein „durchwärmt" und „durchlichtet sein" bedeutet; im Volksmund sagt man ja auch: Dieser Mensch hat ein sonniges Wesen, oder im Gegenteil: ein anderer hat eine düstere Ausstrahlung.

Im Spannungsfeld zwischen Gott und Lucifer ist die Schöpfung entstanden. Das Grundprinzip dieser antagonistischen Kräfte erkennen die Menschen seit Jahrtausenden in allen Lebensäußerungen. Sie haben ihm viele Namen gegeben wie z.B. Ying-Yang, Yo-ga, Maku-naima und viele mehr.

„Was ich nicht sehe,
sorgt dafür,
daß ich es finde!"

Mikrokosmos gleich Makrokosmos

Der bekannte Physiker Werner Heisenberg entdeckte in den letzten Jahren seines Wirkens ein Elementarteilchen, das viel kleiner ist und sich auch völlig anders verhält als alle bisher bekannten. Nach langer Beobachtung und Erforschung dieses Teilchens kam er zu dem Ergebnis, daß ihm in diesem winzigen mikroskopischen Etwas ein selbständiges Wesen mit individueller Intelligenz begegnet sei. Bis auf den heutigen Tag konnte die offizielle Wissenschaft mit dieser wichtigen Entdeckung nichts anfangen, da dieses Mikro-Individualwesen nicht in das derzeitige wissenschaftlich-materialistische Weltbild paßt.

Ich glaube an die Existenz solcher „Mikro-Intelligenzprimaten". Wenn wir Menschen selbst in unserer vermeintlichen Ganzheit auch nur individuell bewußte Teile eines größeren Ganzen sind, warum sollten nicht auch wir aus noch kleineren individuell bewußten Teilen bestehen können?

In jeder einzelnen Zelle unseres Organismus begegnet uns eine relativ autonome Funktionseinheit. Man könnte sie mit einer gut organisierten Gemeinde vergleichen, die zwar auf Zufuhr und Abtransport verschiedener Stoffe angewiesen ist (so wie alles Leben aufeinander angewiesen ist und nicht aus sich selbst, getrennt von allen existieren kann), aber doch eine geschlossene Gemeinde bildet. Frage: Wer sind die „Bewohner" dieser „Gemeinde"?

Ich glaube, es sind jene Mikrowesen, denen Heisenberg begegnet ist. Meines Erachtens besitzen sie eine Art „primitiver" Anfangsintelligenz; deshalb nenne ich sie auch „Mikro-Intelligenzprimaten". Man könnte sie aber auch als Mikro-Elementarwesen oder -Geister bezeichnen.

Viele „Gemeinden" solcher Mikrowesen bilden einen abgeschlossenen Staat, einen Zellstaat, den wir als Organ bezeichnen. Diese Staaten oder Organe sind untereinander organisiert und bilden einen sogenannten Organismus, der wiederum eine abgeschlossene Einheit darstellt wie der Planet auf dem wir leben. Somit läßt sich die uralte Aussage verdeutlichen: Mikrokosmos gleich Makrokosmos.

Das würde also bedeuten, daß jeder Mensch aus Billionen Mikroelementarwesen mit einer Art „primitiver" Intelligenz besteht. Ich glaube nicht, daß wir das Zellgeschehen, das wir Krebs nennen, in seiner Ganzheit erfassen und verstehen können, bevor wir uns nicht selbst als Mikrokosmos erkennen.

Krebs – Ursache

Betrachten wir einmal eine Krebsgeschwulst, zum Beispiel in der Leber: Mitten in diesem großen und vielseitigen Stoffwechsellabor des Organismus mit seinen fleißigen und geordneten Zellverbänden, die alle dem Körper dienen, wuchern nun egoistische Zellen, die keinem mehr dienen. Es sind plötzlich keine Leberzellen mehr, sondern Urzellen, wie am Anfang des Lebens. Sie vermehren sich unentwegt, anscheinend planlos. Woher sind sie gekommen? Was ist geschehen? Rückfall in das Urstadium? Erweckung der Urzelle? Wiederbelebung alter, archaischer Prozesse?

Die Antwort ist sehr einfach: Es sind Leberzellen, von denen sich der „Organisator" zurückgezogen hat. Sobald sich die ordnende Kraft der Seele von einer Zelle oder einem Zellverband zurückzieht, verlieren diese ihre organ- und funktionsspezifischen Eigenschaften. Übrig bleiben lediglich treibende und reproduzierende Kräfte, die aus sich selbst keine höhere Ordnung hervorbringen.

Vor ca. 20 Jahren wurden einer Frau Krebszellen entnommen und in entsprechender Nährlösung gezüchtet. Sie vermehrten sich mit der gleichen Geschwindigkeit wie im Organismus und wurden über die Jahre hinweg in Labors über die ganze Welt verteilt. Ihre Spenderin ist schon lange gestorben, aber ihre Zellen leben weiter und vermehren sich. Von der Masse her werden es vielleicht schon eine Tonne sein oder mehr, aber ein geordnetes Gebilde, ein Ohr oder eine Leber, ist nicht einmal im Ansatz daraus geworden und wird auch nie daraus werden können, da es sich um *„seelenloses"* Eigenleben der Zellen handelt. Dies ist, nach meiner Erkenntnis, das Wesen des Krebses.

Warum ziehen sich die Form- und Ordnungskräfte von den Zellen zurück?

Der Körper ist das grobstoffliche Abbild der Seele, er dient ihr als Instrument, um ihre Erfahrungen in dieser grobstofflichen Welt zu sammeln. Die Materie des Körpers bildet die Trägersubstanz der Seele. Da die Seele aber kein starres Gebilde ist, sondern eine sich stets wandelnde Kräfteorganisation, so werden die Körpersubstanzen dem jeweiligen Seelen-Zustand auch entsprechend verwandelt.

Mit jedem Gedanken, den der Mensch denkt, mit jedem Wort, das er spricht und mit jeder Handlung, die er vollzieht, entstehen in der Seele neue, spezifische Energiefelder. Diese ziehen, ihrer Art entsprechend, bestimmte Trägersubstanzen aus der Umwelt in den Körper hinein. Dies geschieht vor allem über die Nahrungsaufnahme und über die Lungenatmung, aber auch über die Haut, die Ohren und die Augen. Sind es lichte, liebevolle, bejahende, d.h., sehr energiereiche und harmonische Gedanken, Worte und Taten, so nimmt der Körper *nur* die entsprechenden reinen Stoffe aus der Umwelt auf, unabhängig davon, ob beispielsweise die Luft, die er atmet, sehr schadstoffreich ist, oder die Nahrung, die er zu sich nimmt voller Gifte ist. Darm und Lunge gehören noch zur Außenwelt, durch sie gelangen nur jene Stoffe in den Körper, die dem jeweiligen energetischen Zustand der Seele entsprechen.

Dieser Zustand entspricht, wie wir schon gesehen haben, unserem Denken, Sprechen und Handeln und dies wiederum prägt unser Wesen. Wäre also unser Wesen gereinigt und geläutert, dann könnten keinerlei Gifte in unseren Körper hineingelangen. Dafür gibt es viele Beispiele von Heiligen, die sog. „Gottesurteile", etwa das Trinken von tödlichen Giftbechern, überlebten.

Jesus Christus sagt im Markus-Evangelium über das Wesen der Geläuterten: „...Und wenn sie etwas Tödliches trinken, wird's ihnen nicht schaden". Weiter sagt er: „...Nicht was in euren Mund hineingeht verunreinigt euch, sondern was aus ihm herauskommt." Auch der Apostel Paulus sagt diesbezüglich: „Dem Reinen ist alles rein, dem Befleckten und Ungläubigen jedoch ist nichts rein."

Verneinende, verurteilende, kritisierende Gedanken, Worte und Taten hingegen ziehen entsprechend belastende

Giftstoffe in den Körper hinein. Haß, Rache, Vergeltung, Eifersucht, Neid, Habgier usw. verursachen schwere Stoffwechselvergiftungen. Da kein Mensch in seiner Entwicklung von all dem frei ist, muß sich die Seele im Zuge ihres Reifungsprozesses immer häufiger (hoffentlich) von unbrauchbar gewordenen Erfahrungsbildern und Verhaltensmustern trennen: Mein scheinbar korrektes Verhalten von gestern empfinde ich heute als lieblos, dadurch erkennt die Seele die Trägersubstanz meines vergangenen, lieblosen Handelns als „giftig" und ist nun bestrebt, diese Gifte auszuscheiden. Man nennt sie Stoff-Wechsel-Gifte. So wie der Mensch bestimmte Formen und Inhalte seines bewußten oder unbewußten Verhaltens ändert oder wechselt, so wechselt er auch die entsprechenden Stoffe = Stoffwechselprozesse. Oft werden diese Entgiftungsprozesse von Vorgängen begleitet, die wir als „Krankheit" bezeichnen. Werden diese Entgiftungsbemühungen verhindert, dann wird die Situation für den Reifungsprozeß der Seele kritisch. Die Gefahr, in lieblose Verhaltensmechanismen zurückzufallen ist groß.

Wie ein unpassender, enger Anzug weit ausgreifende Bewegungen verhindern kann, so würden diese, für das reifere Bewußtsein unpassend gewordenen Substanzen des Körpers die neuen Regungen, Lernprozesse und Erfahrungen der Seele unmöglich machen. Dagegen wehrt sich die Seele. Wenn ihr nichts anderes übrig bleibt, dann zieht sie sich aus dem Körper zurück. Die formenden und ordnenden Kräfte weichen, und die Zellen beginnen zu wuchern, meist dort, wo die Konzentration der an ihrer Ausscheidung verhinderten Giftstoffe am größten ist. An anderen, schwächeren Konzentrationsstellen entstehen nach und nach „Metastasen".

Dies ist ein Teilaspekt für die Wirkweise der „Giftstoffe" *in* und *um* uns her. Im folgenden Kapitel versuche ich einen weiteren Aspekt darzustellen.

Krebserregende Stoffe

sind schon über tausend katalogisiert, ständig kommen neue hinzu. Irgendwann wird jemand die ganze Umwelt als „krebserregend" bezeichnen.

Auch diese Forscher haben recht: Immer mehr Stoffe erscheinen krebserregend, wenn man sie von *einer* Seite betrachtet. Da aber jedes Ding mehrere Seiten hat, so schauen diese Stoffe von einem anderen Blickpunkt eben anders aus.

„Nach deinem Glauben wird dir geschehen" sagt Jesus in der Bibel.

Wir alle haben im Laufe unseres Lebens viele negative und destruktive Gedanken erzeugt, ganz abgesehen von den entsprechenden Worten und Handlungen.

Alle Energieformen dieser materiellen Ebene haben entsprechende stoffliche Manifestationen oder Trägersubstanzen. Jeder Gedanke prägt einen ihm entsprechenden Stoff. Vereinende, lichte, liebevolle, geläuterte Gedanken schaffen das Heil in dieser Welt. Egoistische, trennende, dunkle, zerstörerische Gedanken bewirken u.a. Waffen, chemische Gifte und schädliche Strahlenquellen. Auch schmarotzende Wesen, Viren und Bakterien – in uns und um uns her – können das Produkt destruktiver Gedanken sein.

All dies und vieles mehr entsteht allein schon durch unser negatives Denken, *ohne* daß wir es in Wort und Tat umgesetzt haben.

Jeder Gedanke ist eine Art energetisches Wesen, das bestrebt ist sich zu realisieren und auf dieser Seinsebene in Aktion zu treten.

Indem wir denken, schaffen wir „Gedankenwesen", die uns als ihren Schöpfer betrachten. Wir prägen ihre Eigenschaften („gute" oder „böse") und geben ihnen Befehle. Wenn wir unseren „Gedankenkindern" nicht helfen, all das zu *verwirklichen* was *wir* in sie hineingelegt haben, dann zwingen wir sie, andere Menschen zu suchen, durch die sie sich verwirklichen können.

Da es unsere „Kinder" sind, kehren sie eines Tages zu uns zurück. Aber wir erkennen sie leider selten, wenn sie uns etwa in der Gestalt einer Kugel, Granate oder Bombe treffen, als harte Strahlung, als „Umwelt-Gifte", Darm- oder Lungenpilze, Viren, Bakterien... . Erkennen wir sie aber als unsere „Kinder" und nehmen sie liebend an, dann werden sie von ihrem Zerstörungszwang erlöst. Sie werden verwandelt wie im Märchen: Aus der scheußlichen Kröte wird ein schöner Prinz, aus dem Dämon ein Engel.

Erkennen wir sie nicht als unsere „Kinder" und bekämpfen wir sie mit allerlei Mitteln und neuen destruktiven Gedanken, dann wappnen sie sich und werden immer stärker, bis eines Tages der „Schutzwall" unseres geschwächten Immunsystems irgendwo einbricht und sie ihr Zerstörungswerk in uns beginnen.

Auch diese Darstellung ist nur ein Teilaspekt eines sehr vielschichtigen, nach exakten Gesetzmäßigkeiten ablaufenden Prozesses.

Ein weiterer Teilaspekt in bezug auf die krebserregende Wirkung unserer „Gift-Kinder": Das Ebenbild Gottes in unserem Geist und der harmonische Teil unserer Seele wollen diese „verlorenen Kinder" liebevoll aufnehmen. Solange wir aber überwiegend unseren Egoismus leben wollen, haben wir mit dieser selbstlosen Seite unseres Wesens wenig bewußte Verbindung und verurteilen und bekämpfen diese „gefährlichen" Giftstoffe. Somit befehlen wir je nach Intensität der Ablehnung und Bekämpfung, den Rückzug der ordnenden Kräfte und prägen damit einen oder mehrere Stoffe zu Krebserregern.

Der Nachweis im Tierversuch

Das Argument, daß die krebserregende Fähigkeit bestimmter Stoffe im Tierversuch bestätigt wurde, läßt sich aus einem erweiterten Bewußtsein leicht erklären.

Da Pflanze und Tiere dem Menschen energetisch untergeordnet sind, können wir Menschen bewußt oder unbewußt vieles in jene hineinprojizieren. So widerspiegeln die wehrlosen Versuchstiere in ihren Reaktionen u.a. die Vorstellungen, Ängste und Erwartungen aus dem Energiepotential der untersuchenden Wissenschaftler, die mit diesen wehrlosen Naturwesen ein grausames Spiel treiben.

Die seelischen Eigenschaften einzelner Organe

Die heutige Lehre und Wissenschaft der Psychosomatik findet Schritt für Schritt immer mehr seelisch-körperliche Zusammenhänge. In zunehmendem Maße endeckt man hinter den verschiedenen Organsymptomen seelische Ursachen. Schon Plato riet den Ärzten vor mehr als 2000 Jahren: „Versuche niemals den Körper zu heilen, ohne zuvor nach den tieferen, seelischen Ursachen geforscht zu haben und die Seele zuerst zu heilen!"

Wenn man die Seele erfährt in der Art, wie ich sie beschrieben habe, dann wird einem klar, daß jeder Erkrankung eine seelische Ursache zugrundeliegt und daß die Vielfalt der Seelen-Kräfte-Organisation in der Organ-Organisation des Leibes ihren differenzierten Ausdruck findet.

Vom Steißbein bis zum Scheitel wirken sieben Haupt-Energiezentren in unserem dreidimensionalen Wesen (Geist-Seele-Körper). Die indischen Yogis bezeichnen diese Zentren seit nahezu dreitausend Jahren als Chakras (d.h. Räder) weil man sie als vielfarbige Feuerräder erleben kann. Durch diese Energiezentren manifestieren sich die sieben Erzengel oder göttlichen Tugenden im Menschen (näheres in meinem Buch „Das Lebensrad").

Jedes Energiezentrum belebt mit seiner spezifischen Eigenschaft ganz bestimmte Organe unseres Leibes. Dadurch können wir in jedem Organ eine klar definierte, seelische Eigenschaft und göttliche Tugend erleben.

Das Herz

ist das Zentrum der Liebe, aber auch im Blutgefäßsystem und in der Muskulatur manifestiert sich die Liebe. Kleine, lieblose Handlungen können Kreislaufstörungen verursachen, größere, über längere Zeiträume hinweg, führen zum

Herzinfarkt. Der sogenannte Streß, den man heute als Hauptursache des Herzinfarktes bezeichnet, ist im Grunde genommen die Folge von lieblosem Handeln in bezug auf sich selbst und auf andere. Wer im Streß ist, hat für niemanden mehr Zeit und Aufmerksamkeit. Er vertraut auch wenig auf Gott und seine Mitmenschen und glaubt, alles selbst erledigen zu müssen, gerät so immer mehr in sog. "Sachzwänge" hinein. Und trotzdem manifestiert sich gerade in diesem Organ – auch in seiner schwersten Not – noch immer soviel Liebe, daß in seinem Gewebe so gut wie kein Krebs entstehen kann. Im Herzen manifestiert sich die Liebe, die *alles* versorgt, sogar den „Feind" in Form eines Krebsgeschwürs irgendwo im Körper!

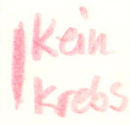

Spannungen in den Beziehungen zu den Mitmenschen verursachen Verhärtungen in der Skelettmuskulatur. Auch in diesem Gewebe ist die Manifestation der Liebe – auch beim größten Egoisten – noch so stark, daß es darin höchst selten zu einem Krebs kommen kann.

Blut und Lymphe

Blut ist ein „ganz besonderer Saft" '(Goethe). Man kann es auch als flüssiges Organ betrachten. Blut und Lymphe sind polare Lebensträger: Das Blut trägt das Lebensfeuer, die Wärme, das warme Licht, die Liebe. Die Lymphe, aus dem lateinischen lympha – Quellwasser – klares Wasser, ist Träger des kalten Lichtes, der Erkenntnis (durch Trennung), des Intellektes. Das Gehirn schwimmt in der Lymphe.

Der Geist der Trennung und Erkenntnis trennt, analysiert und erkennt alles, nur sich selbst erkennt er nicht. So wie das „kalte" Licht – Luzifer – sich von der Liebe – Gott – trennt und nach einem langen Erkenntnisweg durch die ganze Schöpfung zur Liebe zurückkehrt, trennt sich auch die Lymphe vom Blut und kehrt nach einem langen Erkenntnisweg durch den ganzen Körper zu ihm zurück.

Die Lymphe sammelt die Erkenntnisse aller inneren Einzelbereiche der Seelen-Kräfte-Organisation und führt sie dem Blut zu, in dem sich das gesamte Wesen des Menschen manifestiert. Werden diese Erkenntnisse nicht weitergeleitet, kommt es zu Lymphstauungen; möchte man sie Überhaupt nicht wahrnehmen, kann es zu Lymphkrebs kommen.

Nerven – Knochen

Im Gehirn, im Nervensystem, in der Lymphe und in den Knochen manifestiert sich die „Weisheit", die Kräfte der Erkenntnis und der Trennung. Die Vergangenheit „kristallisiert" sich im Knochenbau, ständig werden neue Knochenbälkchen auf- und umgebaut. Wenn ich zu meiner Vergangenheit nicht „stehen" kann, wenn ich sie nicht voll akzeptieren kann, sondern Teile daraus verdränge, nicht annehme, ein schlechtes Gewissen habe, mir Unangenehmes verfälsche, um vor mir und vor anderen Menschen in einem besseren Licht zu erscheinen, dann entstehen Störungen, bis hin zum Knochenkrebs.

Alle großen Nerven sind in die „Vergangenheit", in die Knochen eingebettet: das Gehirn im Schädel, das Rückenmark in der Wirbelsäule. Die anderen Nerven sind von der kalkigen Substanz der Nervenscheide umgeben. Die Nerven verbinden die Welt der Seele mit der Welt der Materie. Sie leiten alle Reize rasch weiter und sind stets auf die Gegenwart und die Zukunft ausgerichtet; wach und offen für neue Erlebnisse und Erfahrungen. Wenn ich der Meinung bin, meine Erkenntnisse sind richtig, alle anderen aber seien falsch, dann kommt es zur Erstarrung und Verhärtung der Nervensubstanz.

Wenn ich alte, überholte Verhaltensmuster mit in die Zukunft nehmen möchte, dann gelangen Knochenatome ins Nervensystem und erzeugen Entzündungen, wahrscheinlich durch Kalkoxidation.

Mein Nervenkleid ist gesund, wenn ich immer gegenwärtig lebe und für die Zukunft alles offen lasse.

Die Nieren

In den Nieren, in den Harnwegen und der Blase, aber auch im Gehör und im Nackenbereich manifestiert sich der Wille.

Die Niere *ent-scheidet*, welche Stoffe im Blut (im Wesen) bleiben. Wer mit seinem Eigenwillen in Konflikt gerät, wird zunächst allgemein nierenkrank. Wer mit seinem Willen auf andere Druck ausübt, bekommt Verhärtungen und Nierensteine. Ständige, lieblose Willenshandlungen führen zu Nierenkrebs. Wer seinen Willen einsetzt, um Einbildung, Geltungsdrang, Rechthaberei, Lieblosigkeit, Haß, Eifersucht, Egoismus, bei sich zu überwinden, anstatt seine Mitmenschen nach seinem Willen und seiner Vorstellung formen zu wollen, dessen Nieren bleiben gesund.

Haut und Drüsen

In der Haut und in allen Drüsen manifestiert sich die Ordnung. Nicht nur der Körper, sondern jedes Organ ist durch eine Haut begrenzt, die somit ein Organ vom anderen säuberlich trennt und in einer Ordnung hält.

Wer mehr möchte, als er verwirklichen kann, bekommt Schilddrüsenstörungen. In der Brustdrüse liegt das Verhältnis der Mutter zum Kind. Dem Brustkrebs liegen verschiedene Störungsvarianten dieser Beziehung zugrunde. Oft werden dabei die eigenen Interessen ohne Rücksicht auf die eigentlichen Bedürfnisse der Kinder gelebt.

Bei Frauen, die keine Kinder haben, sind es Störungen im mütterlichen Prinzip, zum Beispiel lange, hartnäckige Unterdrückung des Gesetzes der natürlichen Fortpflanzung, zugunsten einer egozentrischen Lebensweise. Mit anderen Worten: Kinder werden als unerwünschte Last und Lebensstörer betrachtet, die einen daran hindern, das Leben uneingeschränkt zu genießen.

Verschiedene Statistiken haben gezeigt, daß Frauen, die jahrelang die „Pille" genommen haben, weit häufiger an Brustkrebs erkranken als andere.

Wer die ihm zur Verfügung stehende Zeit nicht ordnen kann, bekommt Störungen der Bauchspeicheldrüse. In der Hypophyse begegnet uns das Prinzip der „Ordnung" in dem drüsigen Vorderlappen und das Prinzip der „Erkenntnis" im nervösen Hinterlappen. Wenn meine Erkenntnisse nicht in die rechte Ordnung gebracht oder umgesetzt werden, dann erkrankt dieses Organ. Es ist die sensibelste Drüse, in ihr durchdringen sich Geist und Materie besonders intensiv.

Hautkrankheiten widerspiegeln Störungen in der inneren Ordnung wie auch solche der äußeren Ordnung in bezug auf Kontakt zu den Mitmenschen und den Naturreichen oder Elementen.

Die Leber

In der Leber und den Augen manifestiert sich die Kraft der „Verwandlung". Ihren Impulsgeber könnte man aber auch als den „Ernst des Lebens" bezeichnen. Die Leber hat die Eigenschaft, aus *allem* noch etwas Nützliches zu machen, sie ist das Organ der Metamorphose – der Umgestaltung, der Verwandlung. Sie entgiftet den Organismus und verwertet *alles* zum Besten.

Wer mit seinen Augen in *allem* ,was ihm begegnet, noch etwas Gutes sehen kann, stärkt seine Augen und seine Leber. Wer dagegen alles kritisiert und verteufelt, was nicht seinen Vorstellungen entspricht, wird leber- und/oder augenkrank, bis hin zum Krebs.

Alkoholiker zum Beispiel, meist sehr sensible Menschen, sehen oft alles nur von der negativen Seite und suchen der Welt zu entfliehen.

Wer aus der unmöglichsten Situation noch etwas Nützliches macht, wer das Schlechteste zum Besten zu verwandeln mag, der hat eine gesunde Leberkraft, denn der Ernst ist ein Impulsgeber von hoher Energie. Wir spielen lange unentschlossen an einer Sache herum, erst wenn „es ernst wird",

48

dann packen wir es an. Der Ernst gibt uns den neuen, kräftigen Impuls dazu, eine aussichtslose Situation zu ändern.

Die größte Belastung für die Leber sind Gifte, die wir anziehen durch Egoismus, Neid, Rechthaberei, Geltungsdrang, Kritik, Verurteilung und Pessimismus. Dies macht unsere Leber krank.

Die beste Lebertherapie: Üben und lernen Sie sich so anzunehmen, wie Sie sind. Nehmen Sie auch ihre „negativen" Eigenschaften voll an, nur so können sie verwandelt werden! Üben Sie dies gleichermaßen auch in der alltäglichen Beziehung zu Ihren Mitmenschen. Üben Sie es besonders dort, wo Sie den größten Widerstand, den größten Gegensatz erfahren. Lassen Sie die Universalität der wahren Herzensfreude in sich zu und Ihre Leber wird die Kraft haben, mit *allen* Giften dieser schwer toxisch beladenen Gegenwart fertig zu werden.

Eine im ganzheitlichen Sinne intakte Leber kann sogar eine mehrfach tödliche Giftdosis unschädlich machen, ohne daß der Betroffene auch nur die geringste Vergiftungserscheinung hat. Beweise dafür gab es zu allen Zeiten, auch heute noch. Das berühmte und gefürchtete „Gottes-Urteil" aus alten Zeiten, durch den Trunk eines Giftbechers, haben einige Menschen ohne Beschwerden überlebt.

Dies ist aber nur möglich, wenn der Leber, als Organ der Verwandlung, jene Kraft der allumfassenden Liebe innewohnt, die in Jesus Christus Mensch geworden ist und durch die er, trotz unvorstellbarer Schmerzen und Leiden, all seine Peiniger und Mörder segnen konnte bis zur Vergebung, während seines leidvollen Sterbens am Kreuz: – „Vater vergib ihnen, denn sie wissen nicht was sie tun." – Schließlich öffnete der Legionär Longinus die Leber Jesu mit seiner Lanze und stieß durch das ganze Organ hindurch bis in das Herz hinein, so daß noch die letzten Tropfen des kostbaren Erlöserblutes aus dem Zentrum der Liebe und dem Zentrum der Verwandlung die Erde tränken konnten.

So hat psychosomatisch gesehen, die Leber ihren großen Anteil am göttlichen Verwandlungs- und Erlösungswerk: Tun wir unser Bestes dazu, daß sie ihre Funktion erfüllen kann.

Magen-Darm

Im Magen-Darmtrakt und im Geschmackssinn manifestiert sich die Geduld und die Fähigkeit andersdenkende Menschen annehmen und „verdauen" zu können. Wer sich zum Essen keine Zeit mehr nimmt, bekommt Magengeschwüre. Wer den gehetzten Mitmenschen verdammt, auf die Zeit schimpft, die ihn hetzt, ungeduldig mit anderen ist und ihnen keine Zeit läßt, sich selbst immer nach vorne drängt, der wird darmkrank bis hin zum Krebs.

Wenn ich die Hetze vor allem zu Beginn eines Ablaufs als Druck empfinde und verteufle, kann der Krebs am Anfang des Verdauungstraktes entstehen – z.B. an der Speiseröhre. Wer sich am Anfang viel Zeit läßt und dann am Ende hetzt und dann diese Tatsache an sich selbst oder an den anderen verteufelt, kann Krebs am Enddarm bekommen. So können die negativen Werturteile einmal am Anfang, einmal am Ende des Verdauungstraktes zu Verdichtungen führen. Wenn jemand sich am Anfang eines Ablaufs Zeit läßt, in der Mitte dann hetzt und am Ende wieder trödelt, und wenn dann dieses Verhalten verurteilt wird, kann es zum Krebs im Dünndarm kommen. Wenn ich also meinen Partner schimpfe, weil er immer alles in der letzten Minute macht, schädige ich meinen Enddarm. Rege ich mich dauernd darüber auf, daß der andere schon so früh aufsteht, um mittags pünktlich fertig zu sein, schädige ich meine Speiseröhre.

Wer Probleme und Spannungen in sich hinein „frißt" ohne sie seelisch „verdauen" zu können, schadet seinen Magen-Darm-Trakt und ist ebenfalls krebsgefährdet.

„Für wen die Zeit wie Ewigkeit und die Ewigkeit wie Zeit, der ist von allem befreit" (Tagore), auch von jeglichen Magen-Darm-Beschwerden.

50

Die Lunge

In der Lunge und im Geruchssinn manifestiert sich die Barmherzigkeit. Beim Ein- und Ausatmen finden wir das Prinzip von Geben und Nehmen, das ebenso im Gleichgewicht sein sollte, wie das Ein- und Ausatmen.

Ein Asthmatiker kann bestimmte Vorstellungen, Menschen oder Dinge nicht loslassen, deshalb kann er auch nicht vollends ausatmen. Auf meinen Rezepten steht folgender Spruch gedruckt: „Wer von Herzen lieben und schenken kann, findet Freude am Leben – und Freude am Leben ist die beste Medizin."
Wer von Herzen alles annimmt, was ihm gegeben wird, aber auch von Herzen alles weitergibt, was er empfängt, atmet richtig, braucht keine Atemschulung, er findet an allem seine Freude. Er hält den natürlichen Kreislauf des Lebens von Geben und Nehmen im Fluß und seine Lunge ist gesund.

Wer aber nur mit halbem Herzen oder gar widerwillig etwas weitergibt, kann lungenkrank werden, ebenfalls jene, die nur geben wollen, aber schwer etwas annehmen können. So wird auch die zunehmende Luftverschmutzung uns nicht schaden können, wenn wir das Gleichmaß von Geben und Nehmen beachten, da dann die eingeatmeten Schadstoffe nicht ins Blut gelangen, sondern gleich wieder ausgeschieden werden. Das Blut, unser Wesen, nimmt sie nicht an, solange wir die abgasproduzierende Industrie und die Autofahrer nicht verurteilen. Wir sollten also alles wertfrei sehen, sonst müssen wir – im Extremfall – durch den Krebstod gehen, um dann vom Jenseits aus zu lernen, die gute Seite an *allem* zu sehen: „Gut und Böse" als zwei Aspekte einer Einheit. Die Liebe Gottes ist eine Kraft, die von unserem polaren Bewußtsein aus betrachtet, alles wertfrei nebeneinander stehen läßt.

Die geschilderten Seele-Organ-Beziehungen sollten keineswegs als feste Schemata betrachtet werden. Seelische Eigenschaften sind nicht exakt abgegrenzt wie ein Körperorgan, sondern energetische, stets wandelbare Fließprozesse.

Die dargestellten Zusammenhänge sollen den Leser motivieren, die wahren Krankheitsursachen jeweils individuell zu suchen. Jeder Mensch sieht und erlebt alles aus seiner individuellen Perspektive; gerade deshalb sollte man scheinbar gegensätzliche Erfahrungen nicht als widersprüchlich verwerfen, sondern stets als ergänzend betrachten und gelten lassen. Nur so können wir unsere eigene Perspektive erweitern und allmählich eine Gesamtschau aller Zusammenhänge erlangen.

„An der Tür zum Reich der Liebe
müssen wir die Schuhe
von gut und böse ausziehen."

Ernst Vill

Die eigentliche Ursache des Krebses

Sie liegt ganz präzise in unserem wertenden Verhalten, in unserem kategorischen Trennen zwischen „gut" und „böse". Anstatt zu erkennen, daß alles Irdische nur eine Art Gleichnis der allumfassenden Wirklichkeit und Wahrheit ist, in der sich die Gegensätze in der Einheit des Seins aufheben.

Diese Einheit ist das Ur-Sein, von der uns Jesus sagt, daß wir sie *nicht* trennen sollen: „Urteilt nicht, auf daß ihr nicht verurteilt werdet!" Wenn wir das Ur-Sein teilen, erfahren wir nur einen Teil des Ur = Ur-teil. Im Ur-Sein sind beide antagonistischen Kräfte harmonisch vereint; trennen wir sie, dann entsteht Krebs.

Die wertfreie Einheit der Gegensätze besteht aus: Gott, dem Geist der Liebe, und Luzifer, dem Geist der Erkenntnis. Oder im chinesischen Symbol der beiden Urgewalten: im Yin die treibenden Kräfte und im Yang die gestaltenden und ordnenden Kräfte. Auch Yo-ga bedeutet die Einheit und Harmonie der lebensgestaltenden Gegensätze. Aus diesen Gegensätzen ist alles Leben, jede Form des Daseins hervorgegangen und wird unentwegt weitererzeugt. Im Kraftfeld dieser Gegensätze schwingt der ganze Kosmos von der größten Zentralsonne ferner Galaxien bis hin zum kleinsten Lichtpartikelchen in einer menschlichen Zelle. Unser menschlicher Körper ist ein Mikrokosmos, ein exaktes Abbild des sichtbaren Makrokosmos. Unsere Seele ist ein Abbild der Kräfte, die den Kosmos erhalten. Wir sind ein Abbild des *Ganzen*, ein Ebenbild Gottes. Wir haben die Freiheit, durch unser Denken, Sprechen und Handeln diese Kraftfelder, die in mannigfaltiger Form und Zahl unser Wesen bilden, im Gleichgewicht zu halten und sie uns somit dienstbar zu machen, oder sie zu trennen und somit die Zerstörung unserer irdischen Form zu verursachen. Wo wir uns von einem Teil der Schöpfung Gottes in der Natur, im Menschen oder im Kosmos aus unserer engen Sicht von Gut und Böse distanzieren, lehnen wir das Ganze in seiner Vielschichtigkeit ab. Das ist, als würden wir sagen: den Tag akzeptiere ich, aber die dunkle Nacht lehne ich ab, sonnige Tage mag ich, Regentage hasse ich usw. Damit sondern wir uns von der alles umfassenden Universalordnung ab – fallen in die Sonderung = Sünde – und programmieren damit das Chaos in uns und um uns. In dem der Ablehnung entsprechenden Teil unseres Körpers (siehe Kapitel: Die seelischen Eigenschaften einzelner Organe) ziehen sich die ordnenden Kräfte zurück, die gesunden *vielseitig* zusammenwirkenden Zellfunktionen hören auf und das *einseitige,* unkontrollierte Wachstum beginnt.

Ein weiterer Aspekt: Gott *ist alles* in *allem.* In seinem geistigen Sein ist jeder Mensch ein Abbild Gottes, das heißt eine exakte Entsprechung der gesamten sichtbaren und unsichtbaren Schöpfung mit all ihren krassen Gegensätzen, aus der Sicht unseres polaren Bewußtseins, wie Engel und Dämonen. Jeder von uns ist sowohl ein potentieller Mörder, wie auch ein potentieller Heiliger. Die Gegensätzlichkeiten manifestieren sich in milliardenfachen Eigenschaften, Arten und Formen. Indem wir davon etwas verurteilen, verurteilen wir uns selbst.

Vielleicht verstehen Sie jetzt den Rat Jesu: „Urteile nicht, auf daß du nicht verurteilt wirst."

Das Ur – das Ganze – wird durch ur-teilen geteilt. Als Gottes Ebenbild haben wir die Freiheit, ein Teildasein zu leben oder uns für das *Ganze* zu entschließen.

Im Grunde genommen können wir Gott nicht teilen, aber da wir im Geiste als seine Ebenbilder auch seine schöpferischen Fähigkeiten besitzen, können wir einen oder mehrere Aspekte aus dieser allumfassenden Einheit für uns in Anspruch nehmen und die anderen Aspekte ablehnen, verwerfen, verurteilen. Indem wir aber etwas als „gut" hervorheben wollen, trennen wir uns von dem allumfassenden Aspekt

54

der Gottheit – der absoluten Harmonie, der Liebe – in der *alles* gleich – gültig *nebeneinander* und miteinander wirkt: „Gott läßt seine Sonne auf die „Gerechten" und auf die „Ungerechten" gleichermaßen scheinen!"

Mit der Hervorhebung des einen rufen wir Luzifer zur Hilfe, denn er ist der „Vater" der trennenden Kräfte. Von diesem Geist sagt Goethe, daß er stets das „Böse" will und am Ende doch das „Gute" schafft. Er ist eben auch nur *ein* Aspekt des Ganzen, auch wenn er sich selbst – einseitig – als Schöpfer sieht.

Überall, wo wir auch in der „besten" Absicht etwas verurteilen, zieht sich der ganzheitliche Aspekt – die göttliche Harmonie – zurück, der luciferische Teilaspekt bleibt und bestätigt unseren verurteilenden Standpunkt mit den „Deckmäntelchen", die uns am „heiligsten" sind. Bei dem einen ist es sein „ausgeprägter Gerechtigkeitssinn", bei einem anderen sein religiöses Dogma usw. Luzifer kennt sie alle und weiß sie gut zu nutzen, schließlich ist er der mächtigste Teilaspekt Gottes.

Wenn wir also uns selbst oder andere, unser Verhalten oder das unser Mitmenschen, Situationen oder Dinge verurteilen, verteufeln, tabuieren, dann distanzieren wir uns von *einem* Teil des Ganzen. Egal, ob dies in uns oder in einem anderen ist, ob dies bewußt oder unbewußt geschieht, es führt immer dazu, daß in den entsprechenden Zellen unseres Körpers sich die ordnenden Kräfte zurückziehen. Wir selbst ziehen sie durch unser trennendes Denken, Sprechen und Handeln zurück.

Warum ziehen sich eigentlich die ordnenden und nicht die treibenden Kräfte zurück? Einfach deshalb weil das Ganze nur durch die Ordnung bestehen kann. Da wir aber durch unsere einseitige Bejahung die Ganzheit zerstören, müssen sich die ordnenden Seelenkräfte aus dem Körper zurückziehen, damit dieser zerfallen kann, aber die Seele erhalten bleibt.

Aus der ganzheitlichen Sicht sind Krankheit und Tod die stärksten Heilmaßnahmen für eine kranke Seele.

Am Ende dieser Betrachtung steht für viele sicherlich eine Frage:

„Wo liegt dann die Ursache des Krebses bei Kleinkindern, die ja ihr Leben noch nicht ausrichten konnten und demzufolge auch keine „Fehlhandlungen" begangen haben?" Diese Frage aus meiner Sicht grundlegend zu beantworten, würde viel zu weit vom hier gestellten Thema wegführen. Auf der Suche nach einer Antwort sollten wir uns einmal Fragen stellen: „Warum sterben täglich 40 000 kleine Kinder den Hungertod?" Zum größten Teil sind es ja Säuglinge. Bei dieser Frage entstehen heutzutage die meisten Zweifel an Gottes Gerechtigkeit oder einer höheren Gesetzmäßigkeit. Das Gesetz von Ursache und Wirkung oder von Saat und Ernte wie es Jesus nannte, scheint hier nicht mehr zu gelten.

Oder gilt es doch?

Dann müßten die Ursachen allerdings *vor* diesem Erdendasein entstanden sein.

Seelischer Schock als Krebsursache

Durch Auseinandersetzungen mit ihren Mitmenschen, sowie durch Gewalttaten und Unfälle erleiden viele Menschen tiefe seelische Schocks. Alles was die Seele be-"trifft" wirkt sich auch körperlich aus. So können seelische Schocks auch die Zellentartung auslösen, die wir Krebs nennen.

Nicht jeder seelische Schock löst den Krebs aus, aber ich habe schon viele Kranke erlebt, deren Krebsursache ein seelischer Schock war.

Da die Seele nicht an einem bestimmten Ort im Körper sitzt, sondern diesen ganz durchdringt, ja sich selbst diesen Leib als irdisches Erfahrungs-"Instrument" geschaffen hat, findet die Schock-Einprägung (das Trauma) in jener Körperregion (Glied oder Organ) statt, in der die seelische Eigenschaft wohnt, die der Schock-Ursache entspricht.

Nach dem Gesetz von Ursache und Wirkung kann uns nichts im Leben begegnen, was wir nicht irgendwann verursacht haben. Die Ursachen können weit zurück, bis in grauen Vor-zeiten liegen und tief im unbewußten Bereich unserer Seele verschüttet sein.

Wenn wir die Ursachen eines seelischen Schocks als „Ernte" unserer „Saat" annehmen können dann gelingt es uns auch die Haß- und Vergeltungsgefühle gegen den oder die Menschen abzubauen, die den Schock verursacht haben – sie zu entschuldigen.

Wenn wir dieses „Böse", daß uns widerfahren ist annehmen ohne zu verurteilen und zu bekämpfen, dann durchbrechen wir den „Teufelskreis" der „bösen" Taten die stets neu das „Böse" zeugen – durch Haß, Rache und Vergeltung.

Dann wird der „böse" Eindruck in unserer Seele aufgelöst – erlöst – und bleibt ohne negative Konsequenz. Im Gegenteil: Durch die Annahme der „bösen" Tat wird ein Dämon in einen Engel verwandelt, oder wie uns die Märchen erzählen, ein Scheusal wird von seinem Bann erlöst und verwandelt sich in einen Prinzen. Dadurch geben wir dem Himmel immer mehr Raum in uns und in der Welt.

Aus eigener Kraft können wir eine „scheußliche" Tat kaum annehmen, aber mit Jesus Christus, in dem die allumfassende Liebe Mensch geworden ist, können wir die größten Gegensätze in uns vereinen. Gelingt es uns nicht, das Schockgeschehen anzunehmen und zu verarbeiten, dann distanziert sich das göttliche, ordnende Prinzip aus der entsprechenden Körperregion und der Weg zum unkontrollierten Zellwachstum – zum Krebs ist gegeben.

Da das Gehirn die seelischen Eindrücke „kanalisiert" und bei Bedarf abruft, hinterlassen Schockerlebnisse auch hier ihre Eindrücke.

Der umstrittene Arzt und Krebsforscher Dr. Ryke Geerd Hamer ist ebenfalls der Meinung, daß Krebs an sich keine Zellkrankheit ist, sondern durch einen tiefen Konfliktschock ausgelöst wird, der sich auch in einer örtlichen Veränderung des Gehirngewebes zeigt.

Dr. Hamer kann diese Traumas angeblich durch Computer-Tomographie in der Gehirnregion nachweisen, die jeweils der Steuerung der krebsbefallenen Körperregion entspricht.

Krebs in der Natur

Täglich verurteilen wir das Wetter, etwa wie folgt: Wenn die Sonne scheint, ist es zu heiß, regnet es, ist es ein „Sauwetter". Dem einen ist es zu heiß, dem anderen zu kalt, dem einen zu feucht, dem anderen zu trocken, dem einen zu windig, dem Segler zu windstill. Das „Wetter" kann es niemandem recht machen.

Ähnlich verhält es sich mit allem in der Natur: Ein Teil der Pflanzenwelt wird als Unkraut mit allerlei schrecklichen Mitteln bekämpft, die Gott sei Dank alle wieder auf uns zurückkommen. Die sog. Nutzpflanzen werden als unser menschliches „Produktionsgut" betrachtet.

Die Tier- und Insektenwelt bis hin zu den Bakterien und Viren *teilen* wir ebenfalls in „gut" und „böse" ein, nach den üblichen egoistischen Maßstäben. Alles, was uns nicht, aus unserer Sicht, auf irgendeine Weise nützt, wird als unnütz und schädlich betrachtet. Und dementsprechend distanzieren wir uns davon und bekämpfen es, oft mit grausamen Maßnahmen. Es sind schließlich nur Unkräuter, Ungeziefer und schädliche, ja sogar „gefährliche" Bakterien und Viren.

Die Natur ist dem Menschen geistig-seelisch und in ihrer irdischen Manifestation untergeordnet, da sie ja eigentlich ein Teil des Menschen ist. Die ganze Vielfalt der Natur ist im seelisch-körperlichen Sein des Menschen als Teilaspekt enthalten. Im geistigen Sein steht der Mensch „über" der Natur.

Durch unser verurteilendes und trennendes Verhalten verursachen wir in der Natur wie in unserem Organismus Chaos, Krankheiten, Krebs. Dadurch verselbständigen sich immer mehr Teilaspekte der Natur, und werden zu Katastrophen:Überschwemmungen, Dürren, Stürme, Orkane, die einseitige Vermehrung verschiedener Pflanzen, Tiere, Insekten, Bakterien, Viren. Das unkontrollierte Wachstum von Teilaspekten in der Natur, das ist der Krebs in der Natur. Er kommt ebenfalls beim einzelnen Tier und der einzelnen Pflanze vor, aber immer verursacht durch die menschliche

Störung und Zerstörung des Gleichgewichts, durch unser Denken, unsere Worte und unsere Werke, seit es Menschen auf dieser Erde gibt.

„Wir benutzen die Erde, als wären wir die letzte Generation."

René Dubos

Überall wuchert der „Krebs"

Der Krebs als individuelles, organisches Krankheitsgeschehen nimmt weltweit zu. Aber nicht nur in der Innenwelt der Menschheit, auch in der Außenwelt greift der „Krebs" um sich. Er wuchert in allen Gesellschafts-Strukturen: Kultur, Wirtschaft und Politik. Überall werden die göttlichen, ordnenden Kräfte der Liebe und Harmonie durch Egoismus, Materialismus, Konsum- und Machtgier verdrängt. Eine organisch-differenziertstrukturierte Wirtschaft, die sich an den wirklichen Bedürfnissen des Menschen orientiert und sich selbst begrenzt, finden wir heute fast nirgends mehr auf der Welt. Ziel und Aufgabe wäre es, die natürliche Ordnung dieses kleinen Planeten weitgehend zu wahren – oder gar die Verwirklichung der göttlichen Ordnung anzustreben. Das sind anscheinend keineswegs die Ideal-Ziele der meisten Politiker, Ökonomen, Investoren und Industrie-Manager. Ihre Ziele sind: Fusionierung Zentralisierung, Rationalisierung, Massenanfertigung, Vereinheitlichung, Vermassung des Menschen, grenzenloses Wirtschaftswachstum. Dieser sozial-politisch-wirtschaftliche Krebs wächst anscheinend unaufhaltsam und nimmt für den bereits geschwächten Patienten Erde immer bedrohlichere Formen an (mehr darüber in meinem Buch „Arbeit und Geld").

Krebsentstehung durch Strahlenbelastung?

Viele sind sich heutzutage einig, daß Strahlen bei der Krebsentstehung eine wichtige Rolle spielen. Einige erfahrene Krebsbehandler und Forscher behaupten, Krebs würde ausschließlich durch sogenannte geopathische Reizzonen verursacht, sei also eine reine Strahlen-Krankheit. Auch sie haben recht.

Wenn man ihren Standpunkt in der Relation zum Krebsgeschehen einnimmt, sieht es auch genauso aus. Es gibt aber noch viele andere Perspektiven in Bezug auf Strahlen und ich versuche nur, eine meiner Ansichten kurz zu beschreiben.

Im Grunde genommen strahlt jede Lebensform: Mineral, Vegetal, Tier und Mensch. Seit Jahrtausenden finden wir Menschen in zunehmendem Maße Strahlen, die uns schaden. Die gesundheitlich schädlichen Auswirkungen von bestimmten Erdstrahlen waren schon bei den alten Indern, Ägyptern, Persern, Chinesen, Römern und anderen Völkern bekannt.

Heute differenziert man immer mehr die große Vielfalt der Erdstrahlen und ihre Quellen. Die bekanntesten davon sind wohl folgende: konstante Wasseradern, witterungsabhängige Wasseradern (bei Regen und Schneeschmelze – Spaltenwasser), Erdverwerfungen, Diagonalnetzgitter oder Curry-Netz (Magmastrahlung + Erdmagnetismus), Globalnetzgitter oder Hartmanngitter (Vermutung: eine aus dem Kosmos reflektierte Strahlung), das atomare Kuben- oder Benckersystem, Blitzlinien, Punktstrahlen, geomantische Zonen (alte Kultstätten), Öl-, Kohle- und Gaslager in der Erde. Jeder einzelnen dieser Quellen kann man hunderte von verschiedenen Strahlenarten zuordnen.

Wenn wir bedenken, daß jedes Mineralpartikelchen in der Erde, aber auch jede Wurzel ihre eigene, artspezifische Strahlung hat, dann kommen wir sicherlich auf zigtausende Arten von Erdstrahlen. Wer kann wie herausfinden, welche dieser Strahlen ihm nutzen und welche ihm schaden? Im Grunde genommen kann dies nur jeder für sich selbst herausfinden.

Aus dem Inneren der Erde und aus den Tiefen des Kosmos werden wir Menschen seit Jahrtausenden von „natürlichen" Strahlen durchdrungen. Durch die umfangreiche Technisierung dieses kleinen Planeten verursachen wir seit einigen Jahrzehnten in zunehmendem Maße sogenannte künstliche Strahlungen. Als besonders gefährlich gelten Radioaktivität und elektromagnetische Schwingungen, insbesondere die Mikrowellen. Viele Experten sagen, wir seien diesbezüglich an die Grenzen der Belastbarkeit gestoßen. Sie sprechen von einem gefährlichen Elektro-„Smog", der die ganze Erde verseucht. All die aufgezählten Aspekte sind sicherlich richtig, aber es sind eben nur Teile eines riesigen und komplizierten Strahlenkomplexes.

Versuchen wir die Strahlung in ihrem Wesen zu betrachten: Strahlung ist Energie, eine Bezeichnung für Kraft, die aus dem altgriechischen Energeia kommt. „En" bedeutet innen und „ergein" erregen. Energie bedeutet also, innen etwas erregen, aktivieren. Durch die Wirkung einer Kraft auf die Hülle wird der innere Kern aktiviert. Dies geschieht sowohl im kleinsten der bekannten Systeme, dem Atom, wie auch in jeder Zelle.

Überall können wir diese polare Wechselwirkung von Aktion und Reaktion erkennen. Die Energie pulsiert zwischen den beiden Polen hin und her. Wir kennen zwar die vielfältigen Auswirkungen der Energie, aber was ist eigentlich ihr Wesen?

Max Planck, der bekannte Physiker, hat *jede* Energie als Strahlung eines intelligenten Geistwesens erkannt. Das Wesen *aller* Energieformen hat Max Planck auf einen Nenner gebracht – Gott.

Das Wesen mit der stärksten Strahlung auf dieser Erde ist der Mensch selbst.

Die Gefährlichkeit der Strahlen für unsere Gesundheit hängt – nach meinen Erkenntnissen – immer von der individuellen, bewußten oder unbewußten Beziehung zu den ausstrahlenden Wesen ab. In dem Maße, wie ich mich den verschiedenen Wesen dieser Schöpfung in Liebe öffne oder in Abwehr verschließe, werde ich von ihrer Ausstrahlung lebensfördernd, hemmend oder gar vernichtend getroffen. Wir werden nur in jenen Teilen unseres Wesens schädigend „getroffen", wo wir selbst noch stark verdichtet, unbeweglich, hart und lieblos sind. Wir können uns wohl mit allerlei Maßnahmen vor „schädlichen" Strahlen schützen und ihnen bedingt ausweichen, bis wir zur Einsicht und Überwindung der wirklich schädlichen Ursachen in uns selbst gereift sind. Auch hier begegnen uns zum Teil unsere strahlenden „Gedanken-Kinder". Ob sie uns als hilfreiche Engel oder als zerstörende Dämonen erscheinen, liegt allein in unserer Hand.

Das alles von mehreren Seiten zu betrachten ist, kann man auch an der ironischen Aussage eines Mannes erkennen, der über die Gefährlichkeit von Atomstrahlen bestens Bescheid weiß: Edward Teller, berühmter Atomphysiker, der zu seinem Leidwesen auch weltweit als „Vater der Wasserstoffbombe" bezeichnet wird, sagte einmal: „Das Erbgut künfiger Generationen ist viel stärker durch die engen Hosen der Männer gefährdet als durch Atomstrahlung."

Als Kinder schossen wir mit Pfeil und Bogen auf Zielscheiben aus Pappe. Stellen Sie sich vor, wir würden so eine Zielscheibe in lauter millimetergroße Stückchen zerteilen und jedes Einzelne frei beweglich aufhängen, aber insgesamt wieder als eine große Zielscheibe geformt. Der Widerstand gegen die Pfeile wäre aufgehoben und sie könnten keine Schäden mehr anrichten – sie würden einfach hindurch fliegen.

Weder im verstärkten Schutz vor natürlichen Strahlen, noch in der „Ausschaltung" ihrer Quellen liegt die wahre Lösung der Strahlenprobleme.

Die künstliche Strahlenbelastung durch Elektrogeräte sollte, besonders im Wohnbereich, auf ein Minimum reduziert werden.

Speisen aus dem Mikrowellen-Herd sind schädlich. Näheres in meinem Buch „Mittel zum Leben, Mittel zum Heil werden.

Bemühen wir uns, täglich beweglicher zu werden, keinen fixen bzw. „festen" Meinungsstandpunkt mehr einzunehmen, noch zu verteidigen, sondern unser Bewußtsein ständig zu erweitern. Tragen wir dazu bei, die *Liebestätigkeit* in der Welt zu vermehren. Suchen wir die Harmonie mit *allen* Wesen – letztendlich mit Gott. Dann wird SEINE vollkommene Liebe durch uns hindurch *strahlen!* – die Liebe ist die höchste Strahlungsintensität.

Weitere Informationen über dieses Gebiet können Sie meinem Vortrag entnehmen:

„Strahlende Gegenwart, verstrahlte Zukunft", der in Kassettenform im Nassall-Verlag erhältlich ist.

Ausscheidung durch Umstrukturierung

Im Zuge des seelischen Reifungsprozesses müssen wir wohl häufig alte Verhaltensweisen ablegen, aber es ist ein großer Unterschied, ob ich mich aufgrund neuer Erkenntnisse in Güte und wertfrei löse und sie weiterhin als Teil meiner Vergangenheit uneingeschränkt voll akzeptieren und bejahen kann, oder ob ich sie verteufle und sie als Erfahrungsbild meiner Vergangenheit verdränge oder verfälsche. Wenn ich z.B. früher viel gelogen habe, aber aufgrund neuer Erkenntnisse dieses Verhalten völlig abgelegt habe, so kann ich trotzdem, oder gerade weil ich heute immer nur die Wahrheit sagen möchte, zu meiner verlogenen Vergangenheit voll stehen und sie bejahen, denn sie hat mir ja die Erfahrung gebracht, daß lügen mir und den anderen schadet. Wenn ich dann Lügner erlebe und selbst angelogen werde, dann habe ich Verständnis für ihr Verhalten aus der Erfahrung meiner eigenen Vergangenheit und kann ihnen vielleicht helfen, aus ihrer Trugwelt herauszufinden. Wenn ich dagegen meine verlogene Vergangenheit verteufle, immer wieder betone was für ein schlechter Kerl ich war, oder wenn ich es peinlichst vermeide über sie zu sprechen oder sie sogar verfälsche, dann kann man bald die Krebsdiagnose stellen.

Jede Erfahrung ist als seelisches Strukturelement unauslöschlich in die Seele eingeprägt. Auch wenn ich mein Verhalten genau in die entgegengesetzte Richtung ändere, dient mir die alte Erfahrung als seelisches „Strukturmaterial" für neue Erfahrungen. Jeder Pyhsiker weiß, daß Energie nie verloren geht, sondern sich stets nur wandelt.

So finden auch Strukturverwandlungen in unserer Seele statt. Dabei werden neue Stoffe als Energieträgersubstanzen im Körper eingebaut und alte, unbrauchbar gewordene ausgeschieden. Wären alle Organe in bester Ordnung, d.h. unsere Geist-Seele-Körper-Einheit in völliger Harmonie, dann würden diese Wandlungsprozesse ohne körperliche Störungen ablaufen. Da es den Idealmenschen selten gibt, haben wir die Ausscheidungskrankheiten wie Schnupfen, Husten, Fieber, Durchfall usw. Wenn wir dieses wichtige Reinigungsbestreben unseres Körpers vor lauter Angst und Ungeduld mit Medikamenten unterdrücken – was man fälschlicherweise als Heilung bezeichnet – und den Giftstrom durch ein noch stärkeres Gift unterbinden wollen, dann muß die Seele einen neuen Ausweg für die immer giftiger werdenden Substanzen finden. Es kommt dann zu den sog. vikariierenden Prozessen: Es entstehen Nährböden für Viren und Bakterien, die als Symbionten helfen, die Giftstoffe entsprechend umzuformen und die einen gesteigerten Ausscheidungsreiz erzeugen. Es kommt z.B. zur Virusgrippe, Pneumokokkeninfektion, Hepatitis, Colitis usw. Wird dieser erneute Ausscheidungsversuch wieder unterbunden, diesmal mit stärkeren chemischen „Keulenschlägen" wie Antibiotica, Sulfonamiden, Cortison usw., dann werden die immer giftiger werdenden Stoffe, dazu noch die „Leichengifte" der getöteten Viren und Bakterien und obendrein die Gifte der Medikamente in den Körper zurückgedrängt. Die Ausscheidungskräfte sind in dieser Phase meist schon weitgehend geschwächt. Die Gefühle und das Denkvermögen werden beeinflußt. Die Seele wird gezwungen, sich von den Orten hoher Giftkonzentration zu distanzieren und somit ist der Krebs entstanden. Dies ist in aller Kürze sehr vereinfacht dargestellt.

Einige Beispiele der Krebsentstehung

„Schlagartige" Krebsentstehung

Eine Bäuerin hatte zwei Töchter und einen Sohn. Die Töchter haben früh geheiratet und waren „gut versorgt". Der Sohn war ihr „Einundalles". Mit 34 Jahren hielt sie ihn noch unverheiratet, an sich gebunden zu Hause, nach dem unbewußten Motto: „So lange du mich hast, brauchst du ja keine Frau." Sie umsorgte und versorgte ihn, bemühte sich, ihm jeden Wunsch zu erfüllen. Sie plante sein Leben bis ins Detail. Sie hatte eine genaue Vorstellung von der Frau, die seiner (ihrem Werk) „würdig" war: Ein junges, sauberes, unbescholtenes Mädel aus einer gutsituierten, katholischen Bauernfamilie; mindestens 10 Jahre sollte sie jünger sein als er (damit sie das Mädel leichter unter ihre „Fittiche" nehmen könnte). Neben dem Elternhaus hatte sie für den Sohn und die zukünftigen Enkel ein schönes großes Haus gebaut. Seit Jahren stand es voll möbliert – nach Mutters Geschmack – da und wartete auf die Braut – nach Mutters Geschmack. Alle Möbel waren sorgsam mit Staubhüllen versehen, da niemand darin wohnte; trotzdem wurde es fleißig geputzt.

Der Vater lebte nur für seine Arbeit in der Landwirtschaft, die einst sein Sohn und Erbe weiterführen würde. Dieser bereitete sich dafür auf der Landwirtschaftsschule gründlich vor. Mehr interessierte den Vater nicht, alles andere überließ er seiner Frau.

Während eines Skiurlaubs verliebte sich der wohlbehütete Sohn in eine Frau aus der Stadt, die ihm langsam die „Augen öffnete". Er verheimlichte diese Beziehung einige Monate. Als er endlich den Mut dazu fand, stellte er eines Tages seine große Liebe den Eltern vor. Das war für die Mutter der erste „Schlag". Nachdem sie wieder mit dem Sohn allein war, gab es einen Riesenkrach: „Mein ganzes Leben habe ich nur für dich gearbeitet, habe mich geplagt von früh bis spät um für dich den Hof zu erhalten, hab dir ein schönesHaus gebaut ... ist das dein Dank, daß du mir jetzt so ein geschminktes Luder aus der Stadt ins Haus bringst, eine

„Preissin" (Norddeutsche), dazu eine evangelische, noch dazu geschieden mit 2 Kindern und drei Jahre älter als du – Bua (Bub), die will doch nur unser Goid (Geld), a so a gscherts Luader (so ein liederliches Luder)".

„Dai Hof, dai nais Haus und dai Goid kannst b'haltn' Muada, i geh zu maim Luader!" (Deinen Hof, dein neues Haus und dein Geld kannst du behalten Mutter, ich gehe zu meinem „Luder!") platzte der Sohn heraus und ging.

„Schlag"-artig brach ihre ganze Vorstellungswelt zusammen und „schlug" ihr gewaltig auf den Magen, denn sie konnte die Realität nicht annehmen. In jener Nacht sagte sie zu ihrem Mann: „Jetzt habe ich meinen Krebs."

Zwei Jahre später brachte sie ihr Mann, nach zwei Magenoperationen, einen Tag vor ihrem Tod, zu mir. In einem langen, seelischen Explorationsgespräch (Erkundungsgespräch) wurde ihr das geschilderte zum erstenmal bewußt, weinend bat sie Gott und alle betroffenen Menschen um Vergebung. Am Abend bat sie im großen Familienkreis alle um Vergebung, versöhnte sich mit Sohn und Schwiegertochter. Darauf beteten sie alle miteinander, mitten darin übergab sie erleichtert und völlig gelöst Jesus Christus ihre Seele und starb glücklich und zufrieden; so der wörtliche Bericht ihres Mannes.

Diese Frau hat ihr Heil gefunden und wurde somit geheilt, wenn auch erst in der Todesstunde. Auch da ist es nicht zu spät – wenn es auch den meisten so erscheinen mag – denn der Tod ist nur die Pforte in eine feinstofflichere Daseinsebene, in die sie nun nicht mehr als Kranke, sondern geheilt eingeht.

Die Heilung kam aus irdischer Sicht zu spät. Die geheilte Seele konnte den stark zerstörten Körper, nur einige Stunden vor seinem Tode, nicht mehr „reparieren". Hätte sich die Konfliktlösung einige Monate früher vollzogen, wäre die Chance für das körperliche Heilwerden größer gewesen. Damit möchte ich nur ausdrücken, daß bei rechtzeitiger Konfliktlösung auch körperliche Heilung des Krebses möglich ist. Was aber schon geschehen ist, sollten wir immer annehmen und uns keine Vorwürfe mit „hätte" und „wäre" machen. Das Leben dieser Frau ist eben so verlaufen, ihr individueller, irdischer Erfahrungsweg. Dabei war der Krebs das beste Heilmittel für die ego-kranke Seele.

Ich habe diese Krebsentstehung so ausführlich geschildert, weil sie nach meiner Erfahrung in ähnlicher Weise sehr oft vorkommt.

Mit dem Magen können wir nicht nur Nahrung aufnehmen, sondern alles was uns im Leben begegnet. Wir sagen ja auch wörtlich: „Jener Mensch oder dieses Geschehen schlägt mir auf den Magen – diese Angelegenheit liegt mir schwer im Magen".

Wenn wir nicht bereit sind, einen Menschen anzunehmen *wie er* ist, dann ziehen sich die ordnenden Kräfte aus dem Magen zurück. Ausschlaggebend dafür ist die Intensität unserer persönlichen Beziehung zu dem anderen Menschen und die falsche Vorstellung, die wir von seinem Wesen haben.

Im Falle dieser Frau war der Druck, der auf sie eingewirkt hat – also der Eindruck – schlagartig und gewaltig, weil dieser Sohn plötzlich ein Anderer war, den sie in keiner Weise annehmen konnte. Die Intensität des Geschehens war stark, da es ihr Sohn, obendrein ihr „Einundalles" war. Dadurch war der Abzug der ordnenden Kräfte in bestimmten Magenbereichen auch schlagartig, so daß Zellen sofort entarten konnten. Man könnte diese Ursache auch als tiefen, negativen, seelischen Schock bezeichnen.

Schul-Schock

Ein sehr sensibles 8jähriges Mädchen hatte eine Krebsgeschwulst im rechten Bein. Im Gespräch mit ihr und den Eltern ergab sich folgende Situation: Seit Schulanfang klagte sie über Schmerzen in diesem Bein.

Dies besonders zarte Kind wurde zu früh aus der Geborgenheit der Familie herausgerissen. Die ersten Schultage waren ein Schockerlebnis. Der Leistungszwang war für sie

68

jeden Tag aufs neue eine Qual, dazu kam noch, daß sie von Anfang an eine gereizte, ungeduldige Lehrerin hatte, die dieses etwas verträumte Kind nicht verstehen und somit auch nicht annehmen konnte, daher versuchte sie dem Mädchen das Kindsein mit allen Mitteln auszutreiben.

Dies war eine Qual für die sensible Seele des Kindes. Leider hatten auch die Eltern zu wenig Zeit für sie und erkannten die seelischen Vorgänge in ihrem Kind nicht. Das Kind wollte nicht in die Schule „gehen". Von den Eltern fühlte sie sich unbewußt an diese harte Welt ausgeliefert. Sie wollte nicht mehr mit „beiden Beinen in dieser Welt stehen". Die Seele zog sich aus einem Bein zurück, das unkontrollierte Zellwachstum begann wahrschienlich schon am ersten Schultag; meines Erachtens war auch dies eine durch seelischen Schock ausgelöste „schlag"-artige Krebsentstehung.

Das Bein mit der wachsenden Krebsgeschwulst sollte amputiert werden. Die Eltern und das Kind entschlossen sich jedoch für eine ganzheitliche Therapie, deren Schwerpunkt die Konfliktlösung sein sollte. Nach einem Jahr ambulanter Therapie war das Krebsgeschehen überwunden. Der Tumor ist verschwunden, die Beweglichkeit des, durch den Tumor versteiften, Kniegelenkes ist wieder uneingeschränkt.

Gott sei Dank: Voller Freude und um einiges gereift bewegt sich das Kind heute auf seinen zwei gesunden Beinen.

Schleichende Krebsentstehung

Eine 40-jährige Frau mit Unterleibskrebs: Gründliche, seelische Entdeckungsgespräche (Explorationsgespräche) mit ihr und ihrem Mann, führten zur Ursache: Sie waren seit 16 Jahren glücklich verheiratet und hatten drei Kinder. Er hatte einen kleinen Betrieb mit 3 Angestellten übernommen, den er bald gewaltig vergrößerte und dann 40 Angestellte hatte. Diese geschäftliche Erfolgsentwicklung brachte auch einen erheblichen Zuwachs an Streß, Frust und Aggressionen. Bei seinen Mitmenschen war er als äußerst liebenswürdig und hilfsbereit bekannt. Für Sport hatte er keine Zeit, so gab es für ihn nur ein Ventil, um die angestaute Frust-Aggressions-Energie zu entladen – den Samenerguß.

Die sensible Frau konnte diese rein sexuelle Triebbefriedigung auf Dauer nicht ertragen und zog sich dabei seelisch aus diesem, zur bloßen Befriedigung mißbrauchten Teil ihres Körpers langsam zurück. Dazu kommen noch die Einwirkungen der „dunklen", aggressiven Kräfte, die der Mann dabei in seine Frau hinein entlud.

Die Unterleibsschmerzen und die Krebsdiagnose setzten dem sexuellen Mißbrauch ein rasches Ende.

Diese Frau hat ihr Krebsgeschehen ebenfalls durch eine ganzheitliche Therapie, ohne Operation überwunden.

Weitere Beispiele

Brustkrebs

Bei einer groß angelegten Studie kamen die Forscher zu dem Ergebnis, daß der größte Teil der Frauen, die an Brustkrebs erkrankt waren, jahrelang Empfängnisverhütungsmittel genommen hatten.

Dies bestätigt ein Teil meiner Praxiserfahrung mit Brustkrebspatientinnen. Nach meiner Erfahrung liegt die Ursache des Brustkrebses meistens in einer gestörten Beziehung zu Kindern, in der Verweigerung des mütterlichen Ur-Prinzips, das ja in der weiblichen Brust seinen äußerlichen Ausdruck hat.

Die Ablehnung kann sich gegen eigene, fremde Kinder oder gegen die Empfängnis richten. Die „Entartung" des Busens zum reinen Sexual- und Lockinstrument oder -objekt, kann ebenso zu Krebs führen.

Gebärmutterkrebs

Kann ebenfalls durch Empfängnisverweigerung entstehen, da die Gebärmutter die innere Manifestation des mütterlichen Ur-Prinzips ist (der Busen ist die äußere Manifestation). Eine weitere Ursache kann die Beziehungsstörung zur eigenen Mutter, in seltenen Fällen auch zum Vater sein.

70

Bei Frauen die mit Uteruskrebs zu mir kamen, war bisher die häufigste Ursache in der Dysharmonie ihres Sexuallebens zu finden: Sie „gaben" ihrem Freund oder Ehemann ihren Unterleib, waren aber selbst nicht glücklich dabei, waren seelisch nicht beteiligt. Laut einer ärztlichen Studie ist die Anzahl der Frauen, die an Gebärmuttermund-Krebs erkranken, bei Promiskuität (sexueller Verkehr ohne feste Beziehung bzw. Bindung) höher, als bei Ehefrauen. Auch hierbei kann man sagen: Lust und Leidenschaft sind vorhanden aber keine tiefe, seelische Harmonie und Verbindung.

Hautkrebs

Die Ursachen dafür fand ich in starken Kommunikations- und Kontaktstörungen mit Menschen, Natur und Kosmos, entsprechend den befallenen Hautzonen. Dies entspricht dann immer auch einer seelischen Unordnung – Dysharmonie. Psychosomatisch gesehen ist die Haut das Organ, das die *innere* Ordnung und die *äußere* Einordnung – in die menschliche Gesellschaft, in die Natur und in den Kosmos – ausdrückt.

Selbstmitleid

Ist auch eine häufige Krebsursache, sie hat tausend „Gesichter", daher beschreibe ich sie nur in Stichworten: Es handelt sich meist um sehr sensible Menschen, sie haben viele Pläne und Vorstellungen, die sie jedoch, wenn überhaupt, nur zum Teil realisieren können. Sie erleben viele Enttäuschungen. Obwohl sie doch immer wieder mit dem „besten Willen" handeln „geht alles schief". Sie sind wenig selbstkritisch, kennen leider nicht die Gesetzmäßigkeit von Ursache und Wirkung und sehen somit die Ursache ihres Versagens bei den Anderen – die Umwelt ist schuld an allem. Langsam oder plötzlich folgt die Flucht in eine „rosarote" Vorstellungswelt, oft begleitet von Gedanken wie: „Wenn die Welt nur wüßte, was sie an mir verloren hat, aber die Welt, die häßliche, ist ja meiner nicht wert!"

Diese Entwicklung kann mit Zigaretten, Alkohol und Drogen einhergehen, muß aber nicht. Im Gegenteil, es gibt

Menschen mit dieser Einstellung, die peinlichst alle Giftstoffe meiden, sie können dadurch aber nicht verhindern, daß Selbstmitleid auch immer zur Selbstvergiftung führt. Daher gibt es auch allerlei Lebererkrankungen bis hin zum Leberkrebs, auch ohne das der Betroffene jemals Alkohol getrunken hat.

Die Seelenenergie ist realitätsbezogen und hat sich den Körper geschaffen, um in *dieser* Welt ihre Erfahrungen zu sammeln. Wer vor seiner individuellen Lebensrealität in eine – von Selbstmitleid konstruierte – Scheinwelt entflieht, braucht seinen Körper als Erfahrungsinstrument in dieser Welt nicht mehr und zieht sich bewußt oder unbewußt aus ihm zurück.

Wer glaubt, er verdiene ein *schöneres* Leben, verliert *dieses!*

Bei diesen Menschen wird der Körper oft sehr schnell von den sogenannten Metastasen „aufgefressen", wobei der Primärtumor je nach der Haupteigenschaft des Betroffenen meistens im Verdauungstrakt, in der Leber, den Nieren und in der Lunge liegt.

Einige Beobachtungen und Phänomene

Bei Frauen mit Schilddrüsenüberfunktion vermehren sich Krebszellen relativ langsam. Anscheinend wirkt der angeheizte Stoffwechsel – ähnlich wie das Fieber – hemmend.

In den Tropen wurde bei langanhaltendem Malariafieber hin und wieder das Absterben von Krebsgeschwülsten – besonders im Stütz- und Bindegewebebereich (Sarkome) beobachtet.

Ähnliches wurde auch in Europa und Amerika, bei hochfieberhaften Infekten von Krebspatienten, beobachtet.

Trotzdem ist die künstliche Fiebertherapie und die Hyperthermie bei den Schulmedizinern fast in Vergessenheit geraten.

1970 behandelte man 26 Frauen, die inoperablen Brustkrebs hatten, drei Monate lang mit künstlich erzeugtem Fieber. Bei 23 ging der Tumor fast ganz zurück. Es gibt mehrere derartige, klinisch durchgeführte, erfolgreiche Fiebertherapien.

Seit Jahrzehnten beobachten Ärzte immer wieder, daß Krebs beim Ausbrechen einer Schizophrenie, je nach dem Grad derselben, gebremst wird oder oft auch völlig verschwindet. Eine Erklärung haben sie bis heute noch nicht gefunden. Schizophrenie bedeutet auf griechisch in etwa Abspaltung der Seele oder Spaltungsirrsein, Persönlichkeitsspaltung. Es ist die moderne Bezeichnung für Um- und Besessenheit, eine Tatsache die leider für den „modernen" Arzt und Wissenschaftler zum finsteren mittelalterlichen Aberglauben zählt. Dabei verdrängen eine oder mehrere Seelen von Verstorbenen (sog. Arme Seelen) die Seele des Betroffenen. Deshalb erlebt er eine „Spaltung" seines Bewußtseins. Besetzt die jenseitige Seele jenen Teil des Körpers, indem ein Krebstumor vorhanden ist, hört dieser auf zu wachsen, da die seelische Ursache buchstäblich aus dem Körper „hinausgeschoben" wurde.

Therapie-Möglichkeiten

Je deutlicher die individuellen Ursachen der Erkrankung gefunden werden, um so gezielter kann man eine Therapie gestalten.

Als „seelenloses" Eigenleben körperlich-materieller Zellen, läßt sich Krebs – seinen Entstehungsursachen entsprechend – auf zweierlei Weise therapieren:

1. Durch Ausscheidung oder Verbrennung jener materieller Substanzen, die von der Seele als extrem unerträglich, „giftig" empfunden werden.

2. Durch Kräftigung der Seele.

Beide Möglichkeiten werden in der Schulmedizin schon lange angewendet, wenn auch meist unbewußt und ohne Kenntnis der wahren Zusammenhänge.

– Bei der operativen Entfernung des Tumors werden zusammen mit dem befallenen Organ oder Gewebe (meist unbewußt) auch jene Substanzen entfernt, welche die Seele zur „Notwehrreaktion" Krebs gezwungen haben. Sie waren ja in diesem Organ oder Gewebe konzentriert.

– Bei der Verabreichung sog. Zytostatika (Medikamente, welche die Zellteilung hemmem) werden die treibenden Kräfte der materiellen Körperzellen geschwächt. Die ordnenden Kräfte der Seele können sich gegen die geschwächten treibenden Kräfte dann leichter durchsetzen.

– Auch bei der Bestrahlung des Tumorgewebes werden die treibenden Kräfte der Körperzellen geschwächt – durch Zerstörung im Zellkern. Die ordnenden Kräfte können dadurch besser wirken.

Wer die seelischen Abläufe der Krebsentstehung durchschaut, wird über diese „Holzhammermethoden" der Schulmedizin aber den Kopf schütteln. Sie muten mittelalterlich an. Muß man denn gleich das ganze Organ oder Gewebe zerstören und entfernen, nur weil man einige Substanzen daraus entfernen möchte, die der Seele unerträglich erscheinen? Gewiß, die Schulmedizin und die ihr angeschlossene Forschung hat es hier schwer, weil die auszuscheidenden Substanzen keineswegs immer dieselben sind. So verschieden wie die charakterlich-seelischen Wandlungsprozesse beim Menschen sind, so verschieden sind die Substanzen, von denen sich der physische Organismus trennen muß. Bei hundert Krebskranken werden das genau hundert verschiedene Substanzen, zum Beispiel Eiweißarten, sein. Wer schafft es, genau diese, bei einem jeden Krankheitsfall andere Substanz, zu entfernen, ohne auf die anderen Stoffe oder Bestandteile des Gewebes schädigend einzuwirken?

Die Antwort ist einfach: *Nur* der innere Arzt, die eigene Seele des Kranken schafft dieses Kunststück! Sie allein verfügt über genau diejenigen ordnenden Kräfte, die zielsicher zwischen nützlichen und schädlichen Substanzen im Gewebe des Körpers unterscheiden können. Ihr augenblicklicher Charakter ist zugleich der Bauplan, in dem alle Baustoffe der Gewebe an ihrem richtigen Platz verzeichnet sind, als auch das Kraftfeld, das diese Baustoffe oder Substanzen an ihren „richtigen" Platz zu leiten vermag. Unter tausend „guten" Eiweißmolekülen oder -arten erkennt sie zuverlässig das eine „giftige" – *nur* sie! Daraus ergeben sich eine ganze Reihe von therapeutischen Möglichkeiten.

Ausscheidungsfördernde Maßnahmen

Fasten

Durch den Verzicht auf feste Nahrung entsteht nach einigen Tagen eine Umkehr der Diffusionsrichtung in den Darmwänden. Der Organismus scheidet dann die Gifte über den Darm aus. Jedes Tier und jeder Naturmensch wählt, geleitet durch seinen Instinkt, diese Form der Heilung für Krankheiten aller Art. Nicht umsonst wird das Fasten von erfahrenen Ärzten als „Operation ohne Messer" bezeichnet. Meist warnen die Schulmediziner, zum Teil aber auch erfahrene Fastenärzte, den Krebspatienten vor dem Fasten, weil nach ihrer Vorstellung *jeder* Gewichtsverlust eines Krebspatienten diesen dem Tode näher bringt. Dies mag in bezug auf die konventionelle, chemotherapeutische Behandlung zutreffend sein, *jedoch* nicht für eine Fastenkur, eingebettet in eine seelisch-biologische ganzheitliche Krebstherapie, unter der Leitung eines erfahrenen Leib- und Seelenarztes. Seit vielen Jahren führe ich mit schwerstkranken Krebspatienten individuell abgestimmte Fastenkuren durch und habe bisher keine negative Erfahrung gemacht, obwohl sie alle zu Hause gefastet haben. Weiteres zu diesem wichtigen Thema können Sie meinem Buch entnehmen „Fasten und Heilfasten aus einer allumfassenden Sicht".

Schwitzen

Die Sauna oder Schwitzpackung im Bett fördert die Ausscheidung durch die Poren der Haut. Aber Vorsicht: Das Herz muß diese Belastung ertragen. Das gilt besonders für jene Arten des Schwitzens, die mit körperlicher Leistung (Radfahren, Bergwandern, Laufen) verbunden sind.

Sonnen

Große Hautflächen dem Sonnenlicht ausgesetzt, nehmen Energie auf und lösen Fieber, innere Verbrennungsprozesse und auch Stoff-Umwandlungen aus, was die Ausscheidung von Giften fördert.

Kompressen

Mit Kräutern, Milchprodukten, mit Kohlblättern oder mit bestimmten Erden (Moor, Lehm usw.) lassen sich Diffusionsvorgänge an der Hautoberfläche hervorrufen, die ausscheidend wirken.

Trink-Kuren

Zum Beispiel mit Blutreinigungstee oder mit geeigneten Mineralwässern lassen sich Giftstoffe vor allem dann aus-

76

schwemmen, wenn zuvor chronisch zu wenig getrunken wurde.

Selbstverständlich dürfen während solcher Maßnahmen nicht neue Gifte eingenommen werden. Keine Genußgifte, dagegen biologisch vollwertige Nahrung, kein Tabakqualm, dagegen reine Frischluft usw. sollten dem Organismus zugeführt werden. Diese Maßnahmen wirken um so besser, je früher man mit ihrer Anwendung beginnt: Vorbeugen ist besser als Heilen. Schon eine regelmäßig und konsequent durchgeführte Fastenkur (14 Tage) im Jahr schafft Voraussetzungen, die eine Tumorentstehung nicht mehr leicht möglich machen. Ist der Tumor aber einmal im Wachsen, dann ist es allerhöchste Zeit für genau gezielte, richtig dosierte und aufeinander abgestimmte, ausscheidungsfördernde Maßnahmen. Sie müssen auf die Konstitution des Kranken abgestimmt sein, dürfen das kranke Organ nicht beanspruchen und die noch gesunden Organe nicht überlasten, sollten aber so intensiv wie möglich wirken.

Seelisch-kräftigende Maßnahmen

Als erstes die Angst vor dem Krebs abbauen – „die tickende Zeitbombe entschärfen". Manchmal hilft da schon folgender einfacher Vergleich: „Die Wahrscheinlichkeit, daß Sie in den nächsten Stunden bei einem Verkehrsunfall sterben, ist doch viel größer als an ihrem Krebs zu sterben und trotzdem haben sie keine Angst vor dem Autofahren."

Konflikte

Zusammen mit dem Kranken müssen die nicht gelösten Konflikte und Lebensprobleme gelöst werden. Der Kranke allein war dazu möglicherweise nicht in der Lage; ein alter Streit schwelt fort, an nicht realisierbaren Ansprüchen wird noch festgehalten usw. Es ist äußerst wichtig, daß nun alle zwischenmenschlichen Beziehungen bereinigt werden – mit viel Liebe und Verständnis! Die Seele braucht neue Bewegungsfreiheit, um Kräfte sammeln zu können.

Aufgaben

Eine gesunde, kräftige Seele ist immer ihren Fähigkeiten entsprechend belastet; sie hat Aufgaben, für die sich ein Einsatz lohnt und die alle Kräfte in Anspruch nehmen. Nur an solchen Aufgaben übt und entwickelt die Seele ihre Kraft. Solche Aufgaben müssen nun zusammen mit dem Kranken neu entdeckt, angepackt und gelöst werden. Der Kranke sollte entdecken, daß jeder selbstlose Dienst, den man an seinen Mitmenschen leistet, seelischen Kräftezuwachs bringt.

Weltbild

Damit sie sich sicher orientieren kann, braucht die Seele ein Weltbild, das den Sinn des irdischen Daseins klar erkennbar macht. Es muß dem Kranken vermittelt werden.

Starthilfe

Durch Zuspruch und positiv-lebensbejahende, Vertrauen und Zuversicht weckende Kraft, durch mitreißende, tief empfundene Freude, noch besser aber im gemeinsamen Gebet oder auch mit Gebetshilfe (Fürbitte) durch einen von tiefer, selbstloser Liebe erfüllten Mitmenschen, kommt es zur Trendumkehr. Die Seele des Kranken fühlt „ihre Flügel" wieder und schwingt sich auf zu einem neuen Leben: Zum liebevollen Dienst an den Mitmenschen und zugleich an jenem Gott, der in Jesus Christus Mensch geworden ist und lehrte: „Was ihr einem eurer Mitmenschen getan habt, das habt ihr mir getan."

Alles in allem: Der Kranke verschreibe sich selbst und sein Leben der Wahrheit und der Liebe. Es muß ihm zuerst um göttliche Dinge gehen, dann fallen ihm die menschlichen (samt seiner Gesundheit) wie von selbst zu. Was dies in der Praxis bedeutet, sollte mit einem erfahrenen „Seelenarzt" zusammen geklärt und dann verwirklicht werden. Das kostet viele Stunden Arbeit – aber diese Arbeit lohnt sich!

Heilung durch die Lösung – Erlösung der Krebs-Ursache

Wenn die Ursache, die den Schock oder den Konflikt für das Krebswachstum ausgelöst hat, gelöst – wenn sie erlöst wird – dann hört die Vermehrung der Krebszellen auf. Dies kann ebenso „schlagartig" geschehen wie es begonnen hat. Es gibt Krebskranke, die diese Wende in ihrem seelisch-körperlichen Sein deutlich wahrnehmen. Anschließend kann die gestärkte Seele den bestehenden Tumor abbauen.

Dabei sollte der Körper mit den beschriebenen, ausscheidungsfördernden Maßnahmen sowie einer gezielten Heilkost unterstützt werden.

Solche Spontanheilungen ereignen sich mitunter auch ohne Therapie. Leider werden sie von den meisten medizinischen Forschern als „unerklärliches Ausnahme-Phänomen" abgestempelt, anstatt gerade die Ursachen solcher „Wunderheilungen" zu erforschen.

Dadurch würde das ganze Krebsgeschehen auch offiziell, wissenschaftlich, ein neues „Gesicht" bekommen: Sobald die seelische Therapie der wahren Krebsursachen in die sog. Schulmedizin, mit ihren Universitäten, Kliniken, Krankenhäusern und Praxen, einzieht, könnten MillionenKrebskranke geheilt werden.

Ernährungsrichtlinien für Krebspatienten

Die Ernährung des Krebskranken sollte aus einer gut angewendeten, auf den einzelnen abgestimmten, *vegetarischen Vollwertkost* bestehen. Alles sollte möglichst aus biologischem Anbau kommen, also ohne chemische Düngung oder Spritzmittel, denn diese vergiften und belasten den Organismus des Krebskranken in besonderem Maße. Der Organismus des Krebskranken braucht viel Energie im Kampf gegen die vielen Millionen Krebszellen. Die Verdauungsarbeit braucht aber auch sehr viel Energie, besonders wenn eine Mahlzeit verschiedene Bestandteile enthält. Je gemischter die Kost, um so schwerer ist es für den Organismus, die einzelnen Stoffe körpergerecht umzubauen und aufzunehmen. Dazu kommt noch, daß die meisten Krebskranken, je nach

Stadium, von leicht bis sehr geschwächt sind. Das bedeutet, daß die Ernährung einerseits so *einfach* wie nur möglich, andererseits so *hochwertig* wie nur möglich sein sollte. Das heißt, zu einer Mahlzeit wird nur *eine* Getreideart und *eine* Gemüseart oder Salatart gereicht.

Zum Beispiel: vorgeweichten Dinkel oder Hirse in Wasser kurz aufkochen und bei geringster Hitze nachquellen lassen, bis die Körnchen weich sind, aber nicht breiig und zerkocht; leicht würzen mit ganz wenig Meersalz oder Frugola, dazu Koriander und Fenchel oder nur Dill. Als Gemüse Lauch mit allen grünen Teilen, zerschnitten und leicht gedünstet. Die Gemüse dürfen nie zerkocht werden, sie müssen immer noch frisch in der Farbe und knackig sein. Andere Gemüse, die gut zur Hirse passen: Grünkohl, Rote Beete, Pastinaken, Möhren, Sellerie, Petersilienwurzel und Zwiebeln, erst am Tisch ein gutes, kaltgepreßtes Sonnenblumen-, Lein- oder Distelöl dazugeben. Anstatt des gedünsteten Gemüses kann man auch einen Blattsalat oder einen rohen Rote-Beete-, Karotten- oder Selleriesalat essen. Auch rohes oder gedünstetes Sauerkraut (milchsauer) schmeckt gut dazu.

Langsam essen, gut kauen, jeden Bissen erst schlucken, wenn er flüssig ist. Aber auch Brei muß gut eingespeichelt werden. „Gut gekaut, ist halb verdaut", so lautet eine alte Volksweisheit. Erst den Mund leerspeicheln, dann den nächsten Bissen nehmen. Ganz bewußt die Nahrung aufnehmen, nicht sprechen beim Essen, auch an nichts anderes denken als an das, was Sie *jetzt* tun. Tun Sie es ganz. Bevor Sie anfangen zu essen, danken Sie dem Schöpfer und der Natur für die Gaben, die auf Ihrem Teller liegen und bitten Sie Gott, daß er sie segne. Denken Sie auch an all die vielen Mitmenschen, die zu dieser Stunde *nichts* zu essen haben. Ungefähr 40 000 Kinder verhungern *täglich* und ca. 10 000 Erwachsene. Millionen können sich nie satt essen.

„Euer täglich Brot nehmt uns heute und vergebt uns unsere Schuld ..."

Denken Sie beim Essen daran, daß richtig zusammengestellte Nahrung das beste Heilmittel ist..

Der berühmte Arzt Hippokrates sagte: „Eure Heilmittel seien Eure Nahrung und Eure Nahrung sei Euer Heilmittel."

Ausführliche Informationen über die Ernährung, zur Steigerung der köerpereigenen Abwehrkräfte, finden Sie in meinem Buch mit dem Titel: „Mittel zum Leben – Mittel zum Heil-Werden" und dem Untertitel „Eine außergewöhnliche Ernährungbetrachtung" (Kapitel: Heilkost für Krebs- und AIDS-Kranke).

Biologische „Krebsmittel"

Die Zahl dieser Mittel ist sehr groß und wächst ständig weiter. In dem Maß, wie man immer wieder glaubt, „krebsverursachende" Stoffe zu finden, glaubt man auch immer wieder, neue, „krebsheilende" Stoffe zu finden. Nach anfänglicher Euphorie und Erweckung falscher Hoffnungen muß man leider bald wieder feststellen, daß auch dies neue Mittel den Krebs nicht heilen kann. Wer die Zusammenhänge der Krebsentstehung kennt, weiß, daß seine Heilung durch einen Stoff nicht möglich ist. Ich betrachte die Mittel als unterstützende Stoffe und Kräfte im Rahmen einer ganzheitlichen Therapie.

Bei der Vielzahl der natürlichen Heilmittel ist es wichtig, daß Patient und Arzt gemeinsam das oder die Mittel finden, die den Organismus und die Seele in ihrem Heilbestreben unterstützen. Vor einer „Überschwemmung" des Organismus mit allerlei Mitteln rate ich ab. Dies kann u.a. zu einer Überreizung des geschwächten Immunsystems führen, wodurch das Tumorwachstum eher angeregt anstatt gebremst wird. Bei der heutigen Reizüberflutung muß man mit Reiztherapien (Immunstimulierung) sehr vorsichtig umgehen. Gerade beim Krebs gilt die alte therapeutische Regel: „Weniger ist mehr".

Höchste Form der Heilmittel

Wenn es uns gelingt, die Sonnenenergie in ihrer Ganzheit mit einer Trägersubstanz zu verbinden, die man einem Kran-

81

ken verabreichen kann, dann haben wir meines Erachtens das höchste Heilmittel.

Danach kommt das Un-Mittel-Bare, die Heilung bar aller Mittel, durch den Geist Gottes, der in Jesus Christus in seiner *ganzen* Fülle Mensch geworden ist.

Derzeit sammle ich meine Erfahrungen mit den Sonnen-heilmitteln. All diese höchsten Formen der Energie, wie auch die Tachyonen-Energie, lassen sich nicht bezwingen wie die allgemein bekannten Energieformen, sondern sie erschließen sich nur dem, der sie liebevoll und selbstlos nutzen möchte. Sie lassen sich nicht kommerzialisieren.

Die Wahl der Anwendungen und der Heilmittel

Als Therapeuten versuchen wir möglichst viele eigene und fremde Erfahrungen zu sammeln, um sie auf unsere Patienten anzuwenden. Dies ist eine menschliche Verfahrensweise, aber nur bedingt richtig. In der Regel führt dies zu vielen unnötigen – und Fehlbehandlungen. Eine der wichtigsten Erfahrungen, die uns leiten sollte, ist die: Was dem einen hilft, kann einem anderen schaden. Jeder Mensch ist ein vielschichtiges Einzelwesen mit unterschiedlicher Prägung und reagiert dementsprechend individuell auf alles, was ihm aus der Außen-und Innenwelt begegnet.

Der Kranke sollte versuchen, mit *seinem* „inneren Arzt" in Verbindung zu treten, denn er allein weiß welches Mittel und welche Anwendung, zu welcher Zeit richtig ist. Diese Verbindung findet er durch die Übung der Stille, Meditation und Gebet.

Auch der Therapeut sollte lernen, seine Gedanken und Erfahrungen bei der Begegnung mit einem Kranken zeitweise völlig „abzulegen". Die geistige-seelische-körperliche Einheit eines Menschen und seine Nöte kann man nur erleben, wenn man ihm unvoreingenommen, ohne gedankliche Einordnung begegnet. Ich wende mich dabei immer an Gott und bitte Ihn um seine Führung. Wenn möglich tue ich dies

82

gemeinsam mit dem Kranken. Danach wähle ich aus meinen Erfahrungen die geeigneten Mittel und Anwendungen, es sei denn bei dieser inneren Einkehr wird mir etwas völlig Neues gezeigt. Man sollte eine Therapie nie im voraus über einen längeren Zeitraum festlegen. Der Kranke sollte immer auf die Reaktionen seiner Seele und seines Körpers lauschen, um Mittel und Anwendung zur rechten Zeit zu ändern. Auch der Therapeut sollte die Therapie öfters auf die oben beschriebene „intensive" Art überprüfen und täglich all seine Patienten im Gebet vor Gott bringen.

Überwärmung

„Gebt mir ein Mittel um Fieber zu erzeugen und ich heile jede Krankheit!" rief der griechische Arzt Paramenides bei einer Versammlung im 5. Jahrhundert vor Christus.

Krebs ist ein „kaltes" Geschehen, er „mag" die Wärme nicht. Wobei Sarkome anscheinend wärmeempfindlicher sind als Karzinome.

Laut Forschungen sterben Krebszellen bereits bei 42° C (Zellkerntemperartur), gesunde Zellen erst bei 45° C. Diese Erkenntnis ist sehr wichtig für eine gezielte Überwärmung (Hyperthermie). Diese ist ein wichtiger Bestandteil meiner Krebstherapie, damit durfte ich schon viele Erfolge erleben. Neben dem Überwärmungsbad bis 45° C (Vorsicht! Sollte nur unter erfahrener Anleitung durchgeführt werden) empfehle ich zweimal täglich eine örtliche Überwärmungskompresse, die mindestens eine Stunde lang auf 42° bis 45° C gehalten werden sollte. Meistens empfehle ich dazu Rizinusöl im Wechsel mit verschiedenen Kräutern.

Erwähnenswert in diesem Zusammenhang ist die lokale Hyperthermie mit den kurzwelligen Infrarot A oder auch Ultrarot-Wellen. Des weiteren empfehle ich dem Krebskranken täglich ein bis drei ansteigende Schiele-Fußbäder zur Erhöhung der Kerntemperatur und Anregung des Kapillarkreislaufes von Blut und Lymphe.

Näheres finden Sie in meinem Buch: „Ganzheitliche Therapie", Nassall-Verlag.

Weitere Maßnahmen

Die Herdsanierung des Organismus: Darm, Lunge, Zähne, Mandeln, Stirn- und Nebenhöhlen, Galle usw. sollte auch am Anfang der körperlichen Maßnahmen einer Krebstherapie stehen. Geopathische Reaktionszonen sowie andere Strahlungsquellen sollten gemieden werden. Jegliche Kleidung aus Kunstfaser sollte gemieden werden, da durch die synthetischen Stoffe eine elektrostatische Aufladung entsteht, die zu Irritationen und Stauungen im Organismus führt.

Eine Therapie sollte maßvoll, sinnvoll, individuell und aus ganzheitlicher Sicht gestaltet werden.

Operationen sollten nicht vorbeugend, sondern unter dem Gesichtspunkt der Erleichterung und der Befreiung des Organismus von einem bedrohlichen Gebilde, durchgeführt werden.

Wenn sich eine Strahlen- oder Chemotherapie als notwendig erweist, sollte diese immer durch abwehrstärkende Maßnahmen unterstützt werden.

„Wenn Gott der Herr nicht das Haus baut, dann bauen die Bauleute vergebens." So steht es in der Bibel. In Bezug auf das Heilungsbestreben ist es genauso: wenn wir Gott dabei nicht zulassen, ist alles Mühen der Ärzte, Heilpaktiker und anderer Therapeuten vergebens.

Heil-sein bedeutet Ganz-sein und Gott allein ist das Ganze.

Nur in der absoluten Gegenwart ist Lösung – Erlösung möglich. In der Gegen-wart, wartet uns das Unvorstellbare, das scheinbar Unerreichbare, entgegen.

Vergangenheit und Zukunft verschmelzen in der absoluten Gegenwart zu einem ewigen *Nun*. Diesen Zustand können wir nicht durch Denken erreichen. Gedanken entführen uns in die Vergangenheit, in die Zukunft und in Vorstellungswelten. Absolute Gegenwart ist ein Zustand des bewußten Seins – Betrachtung (Kontemplation) aus der Mitte.

Gott wartet auf uns in der Gegenwart.

Warum wird Krebs als „bösartig" bezeichnet?

Es gibt viele schlimme Krankheiten, die unheilbar sind, viele, die zum Tode führen.

Es gibt auch allerlei lebensbedrohliche Tumore.

Sie alle haben einen Namen bekommen, wie auch der Krebs. Aber nur die Krebskrankheit bezeichnet man als bösartig. Selbst rein objektive Forscher benutzen diese Bezeichnung, selbst wenn sie sich des lateinischen Ausdrucks „malignus" (bösartig) bedienen.

Der Begriff „bösartig" ist ja an sich ein moralisch-religiöser Begriff, der sich u.a. auf den Teufel bezieht. Er paßt keineswegs in das Vokabular der strengen Naturwissenschaftler.

Daß er sich dennoch durchgesetzt hat, ist ein weiteres Zeichen der gewaltigen, luziferischen Kräfte dieser sich selbständig vermehrenden Zellen.

Keine Krankheit erzeugt so viel Unsicherheit, Angst, Verzweiflung und Hoffnungslosigkeit wie der Krebs.

Bei keiner anderen Krankheit werden bei Diagnose und Behandlung so viele Unwahrheiten gesagt.

Krebs ist die „Krankheit der Lüge". All das zeigt sehr deutlich, welcher Geist dahinter steht. Auch hier kann man mit Goethe sagen:

> „Den Teufel spürt das Völkchen nie,
> und wenn er sie beim Kragen hätte."

Der bekannte amerikanische Krebsarzt Dr. O. Carl Simonton verwendet bei seiner Visualisierungstherapie u.a. die Vorstellung der Krebszelle als feindlichen Drachen = Luzifer, gegen den die Patienten ihre Abwehrkräfte in der Gestalt des strahlenden Ritters Georg mobilisieren sollen.

Warum gerade ich?

„Warum muß gerade ich soviel leiden? Mein ganzes Leben lang habe ich versucht, ein guter Mensch zu sein."

„Warum trifft ausgerechnet mich der Krebs und nicht meine böse Nachbarin? Sie war immer böse zu den Menschen, hat nichts Gutes getan, ist selten in die Kirche gegangen, und ihr fehlt nichts. Ich habe nie jemandem ein Leid zugefügt, nicht einmal einer Fliege, ich bin immer in die Kirche gegangen, habe viel für die Armen in der Welt gegeben, habe mein Leben lang gearbeitet und fünf Kinder großgezogen und muß nun so elendiglich sterben. Wo bleibt da Gottes Gerechtigkeit?!"

„Wir haben doch nur geschuftet, uns selten mal einen Urlaub gegönnt oder sonst etwas Außergewöhnliches. Und jetzt, wo unser schönes Haus fertig ist und wir das Leben endlich genießen könnten, muß ich dem Tod so qualvoll in die Augen schauen."

„Wenn es einen gerechten Gott gäbe, würde er so etwas nicht zulassen. Gott ist ein launisches Wesen und verteilt Krankheit und Gesundheit ohne Rücksicht auf Verdienst, wie es ihm gerade paßt!"

Solche und ähnliche Klagen voller Bitterkeit und Verzweiflung erlebe und höre ich immer wieder von Krebspatienten, die nach einem langen Leidensweg oft erst im Endstadium zu mir kommen.

Ein rechtschaffener Mann, der nach seiner Aussage stets das Beste für seine Familie getan hat und jeden Sonntag mit der ganzen Familie in die Kirche gegangen ist, mußte hilflos erleben, wie innerhalb von vier Monaten seine Frau (46 J.), sein Sohn (29 J.) und seine Schwester (52 J.) an Krebs starben. Auch nach diesem letzten Todesereignis gab es für ihn keine Erholungspause: Seine 21-jährige, bildhübsche Tochter begann sich selbst zu verstümmeln, indem sie sich glühende Zigaretten ins Gesicht drückte. Sonst hat er keine Kinder mehr. Er hat aufgehört, an Gott zu glauben, für ihn ist er tot, begraben wie seine Lieben.

Ich kann diese ver-zwei-felten Menschen gut verstehen, wenn ihr Glaube an Gott oder an eine höhere Ordnung völlig erschüttert oder gar zerstört wird. Aus der alltäglichen Sichtweise der Dinge kann man darin keinerlei höhere Ordnung und überhaupt keinen Sinn erkennen. Die übliche Einteilung der Welt in Gut und Böse ist hier zusammengebrochen.

Auch mich haben solche Fragen jahrelang beschäftigt. Eine meiner Kernfragen war: Wie ist es möglich, daß etwa dieser oder jener Verbrecher, dessen Leben voller Schandtaten ich verfolgen konnte, nie krank war und dazu noch im Genuß seines grausam zusammengetragenen Raubgutes gelebt hat bis zu seinem friedlichen Tod im hohen Alter?

Wo bleibt hier das unumstößliche Gesetz von Ursache und Wirkung, wo die göttliche Ordnung und Gerechtigkeit?

Erst durch eine Erweiterung des Wahrnehmungshorizontes, weit über das sogenannte Normalbewußtsein hinaus, kann man in einem größeren Zusammenhang eine exakte Gesetzmäßigkeit hinter allem Geschehen erkennen, wenn es auch noch so grausam und willkürlich *erscheint*.

Ich kann auch heute, nach jahrelanger Beobachtung sagen, daß ein echter Materialist, der ohne die geringste Rücksicht auf seine Mitmenschen durchs Leben geht und andere immer nur zu seinem Vorteil benutzt, sogut wie nie krank wird, er hat eine „eiserne" Gesundheit. Nur gibt es solche Menschen Gott sei Dank sehr selten.

Die Antwort, die ich auf diese Fragen aus meinem Inneren bekommen habe, versuche ich im nächsten Kapitel darzustellen.

Die innere Ausrichtung ist maßgebend für die Gesundheit

Gesundheit ist ein höchst individueller Zustand, deshalb kann es keine allgemeinverbindlichen „Gesundheitssysteme" und keine allgemeingültigen Arzneimittel geben, nicht einmal für eine begrenzte Gruppe von Menschen.

Die alten Sprichworte: „Dem einen zum Leid, dem anderen zur Freud" oder „Was den einen gesund macht, macht den anderen krank", sprechen eine deutliche Erfahrungssprache. Einige bedeutende Ärzte aus vergangenen Zeiten sind zu der Erkenntnis gekommen: „Es gibt *keine* Krankheiten, sondern nur kranke Menschen."

Die innere Ordnung der individuellen Seelen-Kräfte-Organisation ist maßgebend für die Gesundheit des grobstofflichen Zellorganismus. Diese innere Ordnung orientiert sich an einem ganz bestimmten Maßstab, oder kybernetisch ausgedrückt, „Kurs". Jeder Mensch bestimmt selbst diesen „Kurs" aus seiner individuellen Freiheit heraus, bewußt oder unbewußt. Ist dieser aber einmal festgelegt (programmiert), so erzeugt jede Kursabweichung Störungen im „Programm".

Mit dem „Kurs" meine ich die innere Ausrichtung, die wir unserem Leben auf Erden bewußt oder unbewußt geben. Richten wir uns auf das Wesen Gottes, auf selbstlose, aufopfernde Liebe aus, so wird uns jede egoistische Handlung als „Kursabweichung" Leid verursachen.

Immer wieder werde ich gefragt: „Wenn Krebs ein isoliertes Eigenleben egoistischer, trennender Kräfte darstellt, wie kommt es dann, daß „sittlich hochstehende" und ausgesprochen religiöse Menschen auch an Krebs gestorben sind?"

Mit dem oben gesagten dürfte diese Frage wenigstens zu einem Teil beantwortet sein. Je mehr wir uns bewußt oder unbewußt auf die Vollkommenheit Gottes ausrichten und diese zum Maßstab unserer Gedanken, Worte und Handlungen machen, umso schwerer wiegen die Abweichungen von diesem selbst erwählten Weg.

„Und wenn sich ein Gerechter von seiner Gerechtigkeit abwendet und Unrecht tut, so werde ich ihn zu Fall bringen und er muß sterben." Hesekiel 3,20. (Dieses alttestamentliche Gottesbild scheint grausam zu sein, aber es drückt nur ein Gesetz aus, nach dem sich der Mensch – meist unbewußt – „selbst richtet".

Darüber hinaus gibt es Menschen die Leid und Krankheit für andere tragen.

Richtet sich dagegen jemand ganz auf das Wesen Luzifers aus – alles was mir nützt ist richtig –, so werden ihm seine egoistischen Handlungen während seines irdischen Daseins vielleicht *kein* Leid verursachen. Nur lebt er somit am Sinn seines Lebens vorbei. Und was ihn nach dem Ablegen seines irdischen Leibes erwartet, wird gerade kein allzu angenehmer „Nachhilfeunterricht" sein.

Goethe hat dies im Faust sehr gut beschrieben: Faust wendet sich, von Gott enttäuscht, Luzifer zu, aus dessen Sphäre ihm dann Mephisto erscheint. Dieser bietet sich Faust als Diener für *dieses* Erdenleben an, indem er ihm alle Genüsse und Reichtümer der materiellen Welt sowie ungetrübte Gesundheit und Jugendfrische für seinen Körper verspricht. Faust kann dies verlockende Angebot kaum fassen; auf seinem bisherigen Weg zu Gott voller Müh und Plage war ihm dergleichen noch nie begegnet. Mißtrauisch fragt er Mephisto, was *er* dafür geben müsse, denn er wisse, daß der Teufel ein Egoist sei. Darauf antwortet ihm Mephisto:

> „Ich will mich *hier* zu deinem Dienst verbinden,
> Auf deinen Wink, nicht rasten und nicht ruhen;
> Wenn wir uns *drüben* wiederfinden,
> So sollst du mir das Gleiche tun."

Faust antwortet ihm:
> „Das *drüben* kann mich wenig kümmern; ..."

und unterzeichnet dieses Bündnis mit seinem Blut, in dem sich ja auch sein ganzes Wesen ausdrückt. Also hat er sich mit seinem ganzen Wesen dem Teufel verschrieben.

Was nützt es Euch
wenn ihr die ganze Welt gewinnt,
doch Schaden an eurer Seele nehmt.

Zu große irdische Vorteile sind stets
Nachteile für die Seele. Ich aber bin nicht
gekommen zum Nutzen des Leibes, sondern zum Nutzen der Seele des Menschen. Darum sollt ihr mich vor allem
um das bitten, was eurer Seele zum wahren, ewigen Heile gereicht.

Wer sein Leben erhalten will, der
wird's verlieren, wer es aber dahingibt
in meinem Namen (d.h. in selbstloser
Liebe), der wird's erhalten.

JESUS CHRISTUS

Aussagen einiger Krebskranker:

„Ich danke meinem Krebs, er hat mich zu Gott geführt." Ein Patient kurz vor seinem Tode.

„Der eine hat einen Hund, der andere einen Vogel und ich habe halt meinen Krebs."

„Ich fühle, wie mein Körper stirbt und meine Seele gesund wird." Eine 35-jährige Patientin kurz vor ihrem Tode.

„Auch der Krebs, auch die Tatsache, daß ich jetzt an dieser Krankheit sterbe, ist für mich nicht die Hauptsache. Der Krebs ist nur die körperliche Illustration für meinen seelischen Zustand." Fritz Zorn

„Seit ich meinen Krebs habe, entdecke ich immer wieder neue Lebensinhalte, die geben mir die Kraft zum Weiterleben."

„ . . . Im nachhinein muß ich feststellen, daß diese Krankheit mir so viel Positives in meiner inneren Entwicklung gebracht hat und noch bringt, daß ich dafür dankbar bin."

„Ich werde in den letzten Monaten den Gedanken nicht los, daß es vielleicht besser wäre, an Krebs zu sterben als auf den chemischen oder nuklearen Holocaust zu warten."

„Mein Krebs öffnet mir die Augen. Ich frage mich: Ist die Menschheit, seitdem sie sich vom Leben *mit* der Natur so weit entfernt hat und nur noch *gegen* sie arbeitet, nicht selbst zum Krebsgeschwür dieses Planeten geworden?"

„ . . . Plötzlich sehe ich die lieben Mitmenschen in ihren schönen Häusern sitzen, die Gärtchen mit gepflegtem und selbstverständlich unkrautfreiem Rasen und einigen exotischen Bäumen. Der Wagen wird wöchentlich mit gutem Trinkwasser gewaschen. Das Konto und der Kühlschrank sind wohlgefüllt . . ."

„Der Krebs hat alle meine Werte auf den Kopf gestellt."

„ . . . Ich habe diese schmerzhafte Erschütterung ge-
braucht, sie hat eine tief verborgene seelische Not in mir ge-
wendet. Jetzt weiß ich wo's lang geht!"

„Eine kleine Insel von Schmerz, schwimmend auf einem
Ozean von Indifferenz."

Sigmund Freud (kurz vor seinem Tod)

„Ich habe oft Angst vor der Krankheit, eigentlich jeden
Tag. Trotzdem bin ich glücklich, ich glaube manchmal glück-
licher als früher. Denn ich fühle, daß alles war ich tue, Leben
ist."
Leonhardt Lenz

„Meine Schmerzen werden jeden Tag stärker, schier unerträglich. Kein Schmerzmittel hilft mir mehr. Trotzdem fühle
ich mich irgendwo ganz innen so wohl, wahr und glücklich
wie noch nie."

„Diese fürchterliche Krankheit, die so grausam meinen
Leib, Zelle für Zelle frißt, mich ohne Pause peinigt, hat mich
vom Gefängnis der Welt befreit. In diesem meinem Sterbe-
zimmer erlebe ich Engel und Dämonen, so sichtbar wie du
an meinem Bett sitzt. Sogar Jesus selbst hat mich schon be-
sucht. Die Engel und Jesus warten darauf, daß ich endlich
diesen zerstörten Leib verlasse, aber meine Mutter hält mich
noch zurück und das tut am meisten weh. Warum kann
denn niemand außer dir verstehen, daß ich mich auf's Jenseits freue?"

„Eine nie geahnte Klarheit zeigt mir in meinem Inneren,
daß ich dieses schwere Leid bis in den Krebstod für meinen
Sohn trage. Damals, bei seiner Geburt wurde ich innerlich
gefragt, ob ich bereit sei dieses Opfer irgendwann auf mich
zu nehmen. Ich habe ja gesagt. Allein hätte ich dieses Opfer
nie geschafft. Diesen Weg kann ich nur mit Jesus gehen."

„Mein Krebs hat mir den Himmel aufgerissen."

Auszug aus einem Artikel von Hermine Müller in der Zeitschrift „Signal" (siehe Bücherempfehlungen), Heft 2 von 1990:

Das Hier und Jetzt ist wichtig – nicht, ob ich noch auf die Berge gehen oder die Wiese runterlaufen kann…

Wie oft sprach ich zu den Blumen, Bäumen und Gräsern bei meinen vielen Spaziergängen: Ich komme wieder, ihr werdet sehen, ich komme wieder. Diese Worte gaben mir so viel Mut, so viel Kraft und Stärkung – ich fing an, an mich zu glauben.

Und dann kam die Zeit des Vergebens. Zuerst mir, was ich mir selbst alles angetan habe, wie ich mit mir umgegangen bin und was ich mir habe antun lassen. Das war eine sehr schwere Zeit, eigentlich die schwerste, die bitterste. Zurückzuschauen auf mein so wenig gelebtes, so wenig geliebtes Leben, ehrlich auf die einzelnen Stationen meines Lebens hinzusehen, sie zu verarbeiten und zu vergeben, zu verzeihen.

Dann kam die Zeit des Schauens, des Neuschauens, des Erlebens, des Lebens. Nach dieser Zeit kam die Zeit des Dankens, ich darf leben, ich darf erleben, ich darf noch so vieles tun, bewußt tun, riechen, schmecken, erleben, erahnen, erspüren, lieben, ich darf sein – so wie ich bin.

Natürlich hatte ich in dieser Zeit auch viele Schattenseiten erlebt; da mußte ich erfahren, daß sich mir sehr vertraute Menschen abwandten, zurückzogen, als sie von meiner Krebskrankheit erfuhren, ich sah ihr Erschrecken im Gesicht, ich vernahm ihre guten, wohlgemeinten Ratschläge – du sollst, du mußt, du kannst, denk an deinen Sohn, sei tapfer, du warst ja immer stark, jetzt mußt du zusammenbeißen, jetzt mußt du beweisen, wie stark du bist usw. usw. Dort wo ich Hilfe erwartete, holen wollte, darum bat, bekam ich sie nicht, und dort wo ich es mir nie erwartete, bekam ich sie bedingungslos, ich mußte nicht etwas dafür tun, etwas beweisen, ich mußte nicht brav sein.

Da sind die immer wiederkehrenden Ängste der halbjähr-
lichen Kontrolluntersuchungen, die manchmal so menschen-
unwürdig sind, das immerwährende Bangen und Zittern: Ist
wohl alles in Ordnung, darf ich wieder ein halbes Jahr gesund und ruhig leben?

Ich mußte auch akzeptieren, daß ich eine Frau bin, auf die
kein hundertprozentiger Verlaß mehr ist, ich darf keine
großen Zukunftspläne mehr machen, kleine Schritte muß ich
machen, soll ich machen.

Als in diesem Sommer – genau elf Monate später – von
einer Stunde auf die andere wiederum ein Tumor entfernt
werden mußte und ich all die Schrecken, Ängste und Nöte
neuerlich durchlebte, gab ich nicht auf. Ich glaubte an mich
und vertraute mir, ich wußte ganz bestimmt, daß ich heil aus
dem Krankenhaus gehen kann. Und jetzt im Herbst konnte
ich meinen ersten Dreitausender seit vielen Jahren in Süd-
tirol erobern. Da oben auf dem Gipfel, da war ich so voll des
Dankens, des Jubelns und der Freude – ich habe es geschafft.

Und kommen auch Stunden des Verzweifelns, der Dun-
kelheit, der Angst, so weiß ich, daß ich sie nicht mehr allein
durchgehen zu brauche, denn ich habe in dieser Zeit der langen Krankheit lernen dürfen, daß ich Freunde habe, die mich
so lieben, wie ich bin. Manchmal überschäumend vor Le-
benslust, manchmal klein, schwach und weinend, aber ich
werde gehalten, geliebt und geachtet.

Zum Schluß möchte ich allen anderen so gerne ans Herz
legen: Achtet bitte auf die Signale der Menschen – wir Kranke können nur in dieser Sprache sprechen. Nehmt uns ernst
mit unseren Tränen und unserer Verzweiflung, laßt uns wei-
nen, erlaubt uns zu trauern und verlangt nicht von uns, tapfer zu sein – dies ist der schlimmste Trost. Gebt uns Mut und
Zuversicht und habt keine Angst vor uns und unserer Krebskrankheit.

Lieber Krebspatient!
Du mußt nicht sterben, solange du am Leben bist!
Deshalb: LEBE!! – LIEBE!!!

Auszug aus dem Brief einer jungen Frau, deren Mann mit 38 Jahren nach einem intensiven Leidensweg an Krebs gestorben ist:

Lieber Herr Nassall!

Die letzten Wochen, die seit unserem Besuch bei Ihnen vergangen sind, waren sicher die wichtigsten und intensivsten unseres Lebens. Nach einem kurzen Aufflackern des Wunsches nach körperlicher Gesundheit, waren sie der Vorbereitung auf den Tod und der Gesundung der Seele gewidmet. . . . Mein Mann hat sein Schicksal anzunehmen gelernt und ist zu dem Bewußtsein gelangt, daß sein Leiden auch dazu dient, in seiner Familie und auch in seinem großen Freundes- und Bekanntenkreis etwas Neues zu bewirken. Die Flut von Gebeten, die seine Krankheit ausgelöst hat, hat zwar keine körperliche Gesundung bewirkt, dafür wurde aber der Geist geschärft und das Bewußtsein für das Wesentliche. Und so viele seiner Freunde haben umdenken gelernt, daß ich glauben darf, sein Tod hat schon jetzt sehr viel bewirkt. Für mich und meine Kinder ist er uns nur ein Stück vorausgegangen und in Gedanken ist er stets bei uns.

Und wenn sein früher Tod und sein klagloses Erdulden der auferlegten Last für andere Beispiel und Zeichen sein kann, ist der Sinn erreicht, den wir suchen.

So hat der Vater meines Mannes nach eigenen Worten seit 62 Jahren nicht mehr gebetet, aber jetzt ist er wieder dahin gekommen zu erkennen, wie wenig der Mensch allein kann und ist.

Und in ähnlicher Weise ist es vielen anderen auch gegangen. Dieses Bewußtsein hat meinem Mann geholfen, sein Kreuz auf sich zu nehmen und die Nachfolge Jesu anzutreten. Ihr Gebet und die unzähligen Gebete anderer Menschen helfen jetzt uns Zurückgebliebenen, die Zeit der Trennung zu überstehen.

Ich glaube, daß die Krankheiten Schlüssel
sind,
die uns gewisse Tore öffnen können.
Ich glaube, es gibt gewisse Tore,
die einzig die Krankheit öffnen kann.
Es gibt jedenfalls einen Gesundheitszustand,
der uns nicht erlaubt, alles zu verstehen.

Vielleicht verschließt uns die Krankheit
einige Wahrheiten,
ebenso aber verschließt uns die Gesundheit
andere
oder führt uns davon weg,
so daß wir uns nicht mehr darum kümmern.

Ich habe unter denen,
die sich einer unerschütterlichen Gesundheit
erfreuen,
noch keinen getroffen,
der nicht nach irgendeiner Seite hin
ein bißchen beschränkt gewesen wäre,
wie solche, die nie gereist sind;
und ich erinnere mich, daß
Charles-Louis Philippe
die Krankheiten sehr schön
„die Reisen der Armen" nannte.

André Gide

Bücherempfehlung

„Die Bibel"

„Tao The King", Drei Eichen Verlag

„Bhagavad Gita", „Das hohe Lied der Tat",
Drei Eichen Verlag

Das Jakobus Evangelium:
„Kindheit und Jugend Jesu", Lorber Verlag

„In diesem Zeichen"
Roman über das Leben Jesu, von Mika Waltar,
Bastei-Lübbe Taschenbuch

„Kennst Du Deinen Engel",
von Benjamin Klein, Verlag Positives Leben

„Das Leben nach dem Tode",
von Dr. med. Raymond A. Moody, Rohwolt Verlag, Reinbeck

„Was passiert wenn ich sterbe?", von Ulla Frank,
für Kinder und Erwachsene

„Sterben im Zeichen der Wandlung", von Reinhard Lier,
Gedanken zur seelischen Betreuung Sterbender im Geiste
Jesu Christi

„Höre die Stimme der Stille",
von Reinhard Lier und Dagmar Ruth Becher,
ein Meditationsbuch über Engel in Wort und Bild

Alle drei Bücher erhältlich im Nassall-Verlag

„Reif werden zum Tode", von Elisabeth Kübler-Ross,
Kreuz Verlag, Stuttgart

„Über den Tod und das Leben danach", von Elisabeth
Kübler-Ross, Verlag Die Silberschnur, Mehlsbach

„Kinder und Tod", von Elisabeth Kübler-Ross,
Kreuz Verlag, Stuttgart

„Die unsichtbaren Freunde", von Elisabeth Kübler-Ross,
(Kinderbuch), Oesch-Verlag, Zürich

„Die Brüder Löwenherz", von Astrid Lindgren (Kinderbuch)

„Rückkehr von morgen", von George G. Ritchie,
Elisabeth Sherill Verlag der Francke-Buchhandlung GmbH,
Marburg/Lahn

„Kneipp-Anwendungen: Waschungen-Güsse-Wickel",
Kneipp-Verlag, Bad Wörishofen

„Wohltuende Wickel", von Maya Thüler,
Maya Thüler Verlag, Schmitteplatz 18, CH-3076 Worb

„Sonnenheilmittel", von Yves und Claudia Kraushaar-Ehlers
und Klaus Biertempel,
MIRON, Bleichmattstraße 54, CH-4600 Olten

„Ganzheitliche Therapie"
„Fasten und Heilfasten aus einer allumfassenden Sicht"

„Mittel zum Leben, Mittel zum Heil-Werden",
eine außergewöhnliche Ernährungsbetrachtung,
von Klaus-Dieter Nassall, Nassall-Verlag

„Signal – Leben mit dem Krebs, vierteljährliche Zeitschrift,
Verlag für Medizin Dr. Ewald Fischer GmbH,
Postfach 105767, 6900 Heidelberg 1

Kontaktadressen für Krebskranke

Gesellschaft für Biologische Krebsabwehr, Hauptstraße 27,
6900 Heidelberg, Telefon 0 62 21 / 16 15 25

Deutsche Krebshilfe, informations- und Beratungsdienst,
Thomas-Mann-Straße 40, 5300 Bonn, Telefon 0228-72990-72

Bundesverband Frauenselbsthilfe nach Krebs e.V.,
B6-10/11, 6800 Mannheim

Arbeitskreis der Pankreatektomierten e.V. –
Bauchspeicheldrüsenoperierte – Dr.-Schoenemann-Str. 13,
6600 Saarbrücken, Telefon 06 81 / 3 18 37

Deutsche ILCO
(Ileostomie – Colostomie – Urostomie – Vereinigung e.V.),
Postfach 1265, W-8050 Freising, Telefon 0 81 61 / 8 49 09-11

Psychosoziale Krebsnachsorge
des Bayerischen Roten Kreuzes, Präsidium,
Holbeinstraße 11, 8000 München 86, Telefon 0 89 / 92 41-3 51
Hier erhalten Sie die Kontaktadressen für alle Bundesländer

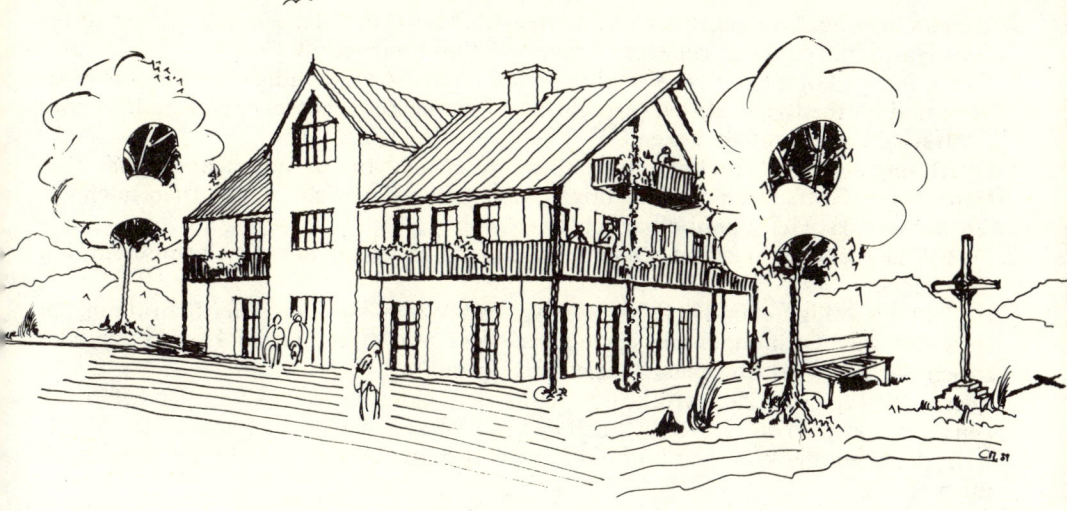

PROJEKT
KURHEIM BETHANIEN

in Ummendorf bei Landsberg am Lech

Herberge für Kranke und Gesunde, die den Zugang zu einer natur- und gottgemäßen Lebens- und Heilweise suchen.

Herberge zur Rückbesinnung auf den eigentlichen Lebenssinn, ein Ort der inneren Einkehr und Erholung.

Die Menschen der sogenannten „Dritten Welt" leiden angeblich an ihrer Unterentwicklung. Die Menschen der „Ersten Welt" leiden in zunehmendem Maße an ihrer Überentwicklung.

Der Vorstellungswahn der grenzenlosen Machbarkeit entfernt den Menschen immer mehr von der Natur- und Gottesordnung.

Die moderne Gesellschaft glaubt, sie könne neben der harmonischen Schöpferordnung eine neue, künstliche Welt mit einer nach eigenem Gutdünken lenkbaren Ordnung aufbauen. Dieses Trugbild führt in absehbarer Zeit zum totalen Chaos.

Die ersten Zeichen dieser drohenden Apokalypse sind für jeden, der noch einen Bezug zum Ganzen hat, deutlich erkennbar: An den kleinen und großen Störungen und Zerstörungen der inneren und äußeren Naturreiche, auch im Menschen selbst.

In dem Maße, wie der Mensch die Ordnung von Luft-, Wasser-, Erd-, Pflanzen- und Tierreich stört und zerstört erleidet er selbst die Störung und Zerstörung seiner eigenen seelisch-organischen Ordnung.

Man kann es auch umgekehrt sehen: In dem Maße, wie der Mensch sich von der göttlichen Harmonie entfernt, zerstört er sich selbst und seine Umwelt.

Durch immer kompliziertere Verfahren und Geräte, sowie ständig neue künstlich isolierte und synthetisierte Mittel, versucht der moderne Zeitgenosse die Symptome seines Fehlverhaltens zu unterdrücken.

Durch immer mehr Mittel entfernt und trennt er sich vom un-mittelbaren = bar aller Mittel = von Gott, unserem allmächtigen, allgegenwärtigen Schöpfer und liebenden Vater, der uns das Heil unmittelbar schenken will.

Da ER die Liebe selbst ist, tut er nichts mit Gewalt. ER zwingt uns nicht zu unserem Heil und Glück.

ER läßt uns völlig frei und liebt uns, wie wir sind. Wir müssen den ersten Schritt tun, um IHN und seine Ordnung in uns einzulassen. W i r müssen Ihn bitten: Herr komm oder sprich nur ein Wort und meine Seele wird gesund.

Diesen Weg zu Gott, zum wirklichen Heilwerden finden wir nach all meinen Erfahrungen am direktesten durch Jesus Christus, dem Einzigen, der von sich sagen konnte: Ich b i n der Weg, die Wahrheit und das Leben, niemand kommt zum Vater, denn durch mich.

In diesem Sinne und Geist wollen wir in Bethanien allen Hilfesuchenden helfen, ihre innere Ordnung wieder zu finden.

F r e i von Dogmen, Vorurteilen, Rechthaberei und lieblosem Verhalten gegenüber Andersdenkenden und Andersgläubigen wollen wir uns in unseren Bemühungen ganz vom Geist der Liebe und Freiheit leiten lassen, der in Jesus Christus Mensch geworden ist:

> *„Ein neu Gebot das gebe ich Euch,*
> *daß ihr liebet einander, wie ich euch geliebt.*
> *Daran soll jeder erkennen, daß ihr meine Jünger seid."*

Jeder, der sich innerlich aufgerufen fühlt, im Geist dieses Hauses zum Wohl seiner Mitmenschen mitzuarbeiten, kann dies tun, auch wenn es nur einige Stunden in der Woche sind, oder über einen bestimmten Zeitraum hinweg.

Die eigene Erfahrung wird in diesem Haus höher geschätzt als jede graue Theorie. Wer den Sinn seines Leidens schon gefunden und es obendrein gar schon überwunden hat, der kann dem anderen am besten helfen.

Bethanien soll eine Herberge werden für alle, die mühselig und beladen sind, aber auch für Gesunde, die sich einfach im Geist dieses Hauses mit all seinen Angeboten regenerieren wollen. Die Angebote dieses Hauses werden allumfassend und harmonisch sein: Fasten und Heilfasten im allumfassenden Sinn (siehe mein diesbezügliches Buch mit gleichlautendem Titel), lakto-vegetarische Vollwertkost aus biologischem Anbau, spezielle und individuelle Heilnahrung. Den Gästen soll auch die Möglichkeit geboten werden, die Zubereitung einer harmonischen Vollwertkost zu erlernen.

Sonne, Licht, Wasser und Erde sollen auf der Basis ältester Erfahrungen und neuester Erkenntnisse dem in seiner natürlichen Ordnung gestörten Menschen wieder zugeführt werden.

Allgemeine und gezielte körperliche Übungen, besonders aber Entspannungsübungen und eigenchiropraktische Übungen für die Wirbelsäule nach Swami Dev Murti, wie ich sie schon seit 1968 in Deutschland lehre.

Farb-, Musik-, Duft-, Mal- und Tanztherapie.

Meditation und Gesang.

Gespräche, Vorträge und Seminare nach Bedarf der Bethanien-Mitglieder, Freunde und Gäste.

Darüber hinaus kann jeder Gast die ganzheitliche Behandlung meiner angrenzenden Praxis in Anspruch nehmen.

Der Gast in Bethanien soll völlig frei wählen können, was ihm angebracht erscheint, eben im Sinne einer familären Herberge, in der er sich wohl und geborgen fühlt.

Das Kurheim Bethanien soll nach dem Sinn und Zweck seines Trägervereins eine gemeinnützige Aufgabe erfüllen und für jeden Hilfesuchenden offen sein, unabhängig davon, ob er für seinen Aufenthalt voll aufkommen kann oder nicht.

Um diese Aufgabe zu erfüllen, brauchen wir Ihre/Deine Hilfe. Dieses Projekt soll ein Modell sein für weitere ähnliche Häuser an anderen Orten. Einige Bethanien-Mitglieder erwägen auch den Bau eines Altenheimes in diesem Sinne.

Wir können das Kurheim als gemeinnütziges Haus nicht unter der Zinslast von Baudarlehen bauen, sondern nur mit freien Spenden oder unbefristeten Darlehen. Auf diese Weise haben wir auch den Grund erworben, auf dem das Haus gebaut werden soll.

Die Baugenehmigung haben wir, nun warten wir auf Ihre/Deine Hilfe in Form von Spenden, Darlehen, Baumaterial und/oder Mitarbeit. Voller Glauben, Hoffnung und Zuversicht legen wir alles in Gottes Hand.

Herzliche Grüße, mit Gottes Segen
Ihr/Dein

Bethanien e.v.

Gemeinnütziger Verein

Verein zur Förderung ganzheitlicher Heilkunde und naturgemäßer Lebensweise

Pipinstraße 20 · 86932 Ummendorf bei Landsberg/Lech
Telefon 0 81 91/13 33

Spendenkonten:
Raiffeisenbank Lech-Ammersee eG, Pürgen (BLZ 701 695 41) Nr. 885 010
Postscheckamt München (BLZ 700 100 80) Nr. 2499 89-807

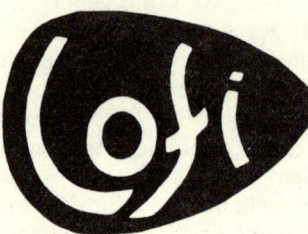
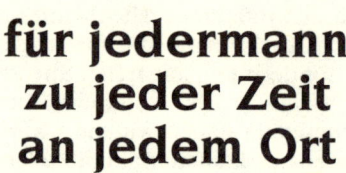

Schiele-Bäder

seit 40 Jahren erfolgreich im Dienst des Heilwesens

Therapie mit ansteigenden Fußbädern

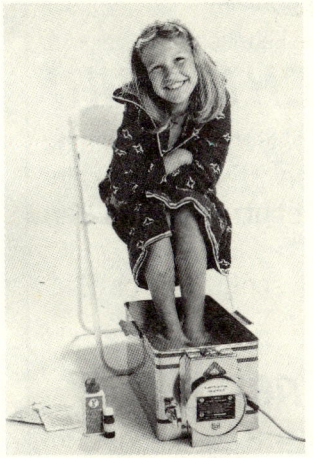

Unsere „weiterentwickelte Fuß-bädertherapie" beruht auf Erkennt-nissen, die wir in zahlreichen Erprobungen in eigenem Kurbad gewannen.

Wir stellten fest, daß den Fußsohlen für die Wirkung des Fußbades eine besondere Bedeutung zukommt, da ihnen die isolierende Unterhaut-fettschicht fehlt, so daß die Fuß-sohlenkapillaren und Reflexzonen praktisch ungeschützt dem Ein-fluß des Bades im Gegensatz zum Fußrücken ausgesetzt sind.
Unsere Anschauung, die Fußunter-seite der Therapie zugänglich zu machen, bestätigt auch die hohe Bedeutung, die den körperlichen Reflexzonen durch die Fußreflex-zonen-Massage zukommt.

Daher haben wir die Schiele-Kreis-laufgeräte für die Hitzebestrahlung der Fußsohlen entwickelt.

Wasser, Wärme und
Schiele-Fußbäder . . .
eine Familie, die zusammengehört.

Unser Badesystem zur Fußsohlen-vorbehandlung: Ätherische Vorweichöle – dann Fußbade-zusätze, entweder „Solectron", „Placenta", „Frauenbad" oder „Solectron mit Blütenölen" und zur pflegenden und ent-spannenden Nachbehandlung „Kavitham".

Breite Indikationspalette
durch Nutzung der Dastre-Moratschen-Regel im Sinne eines passiven Kreis-lauftrainings und durch Aktivierung von Stoffwechselvorgängen im Körper.

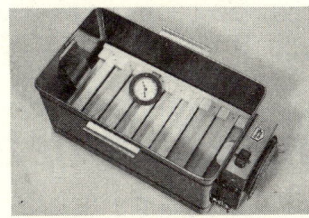

Schiele-Kreislaufgeräte
– plastikfrei –

TYP A
Elektrisch beheizte Fußbadewanne, Direkt-Anschluß, 220-Volt-Hausleitung, VDE-genehmigt, TÜV-geprüft, Doppel-Isolierung.
TYP S
Wie Typ A, jedoch mit Transformator, der die Netzspannung von 220 Volt auf 24 Volt herabsetzt.
TYP A/C
Wie Typ A, jedoch mit elektrischer Aus-pumpvorrichtung.
TYP S/C
Wie Typ S, jedoch mit elektrischer Aus-pumpvorrichtung wie vor.

Sie können unsere Kreislaufgeräte für Ihre Fußbadekur kaufen oder mieten. Fordern Sie unsere Offerte an!

Wasser, Wärme und *Wohlbefinden!*

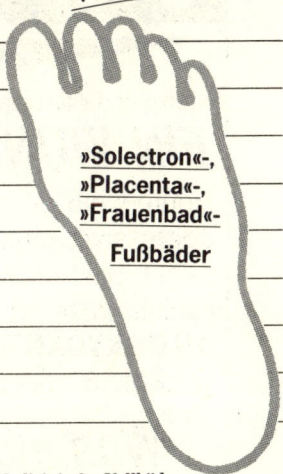

»Solectron«-, »Placenta«-, »Frauenbad«- Fußbäder

Medizinische Vollbäder
. . . vielfältig wirksam für die erfolgreiche Praxis:
Neben den jahrzehntelang erfolgreichen Fußbäderkuren stellen wir seit länge-rem auch Badezusätze für Vollbäder her. Allein oder in Verbindung mit den Fußbadekuren schöpfen sie nahezu alle balneologischen Therapiemöglichkei-ten aus. Für Schiele-Vollbäder verwen-den wir reine ätherische Öle und Wirkstoffe von bester Qualität, die in ihrer ausgewogenen Zusammensetzung unsere Bäder zu kaum übertreffbaren Präparaten machen.

Ärztemuster sowie Informations-Literatur stellen wir gern auf Anforderung zu.

Fritz Schiele, Arzneibäder-Fabrik
Saseler Weg 14 a, 2000 Hamburg 67
Telefon: (0 40) 6 03 42 62 u. 6 03 42 90

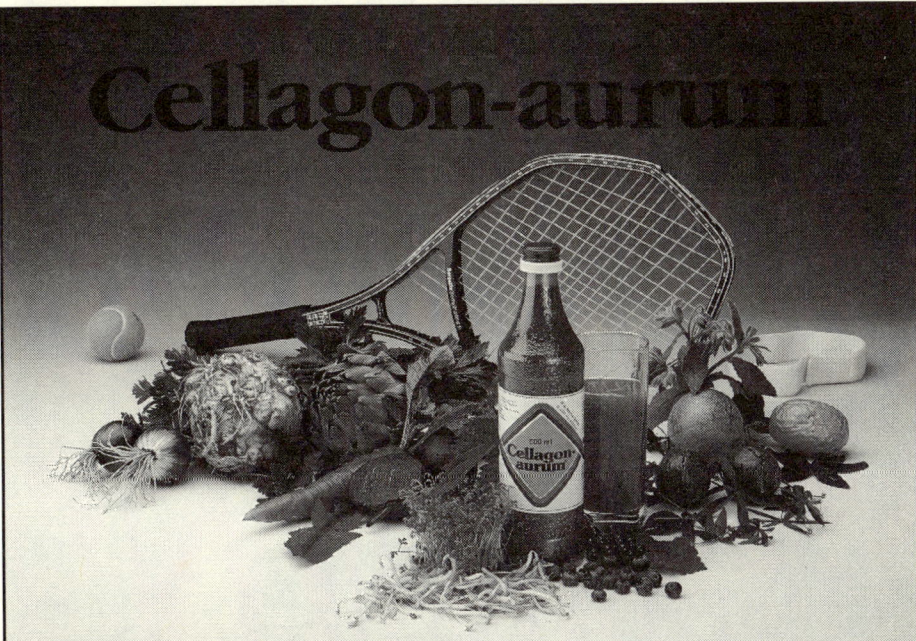

Cellagon-aurum

Der Energie-Drink für Fitness, Regeneration und Erhaltung der Leistungskraft

Hergestellt aus: Passionsfrucht, Orangensaft, Extrakte von Artischocken, Hofpen, Rote Beete, Sellerie, Topinambur, Zwiebel, Brennessel, Brunnenkresse, Zitronenmelisse, Petersilie, Heidelbeeren, Holunderbeeren und Johannisbeeren, außerdem Pflanzenöl mit mindestens 18% Gamma-Linolensäure, Bierhefe, Lecithin, Gelée Royale, Propolis, gefriergetrocknete, fermentierte und vergorene Stutenmilch (Kumys) sowie Milcheiweiß mit L-Carnitin

An Wirkstoffen sind enthalten pro 100 ml Konzentrat:

Vitamine: Niacin 80,2 mg; Calcium-Pantothenat 53,5 mg; Vitamin B_2 (Riboflavin) 10,8 mg; Vitamin B_6 9,72 mg; Vitamin B_1 (Thiamin) 11,7 mg; Folsäure 2,04 mg; Biotin 0,58 mg; Vitamin B_{12} (Cobalamin) 0,047 mg; Vitamin C (Ascorbinsäure) 881 mg; Vitamin E (als α-Tocopherol) 170 mg und β-Carotin 30,8 mg.

Mineralstoffe und Spurenelemente: Kalium 510 mg; Magnesium 22 mg; Calcium 100 mg; Natrium 95 mg; Phosphor 60 mg; Eisen 4,6 mg; Mangan 2,0 mg; Zink 1,5 mg; Kupfer 0,16 mg; Selen 0,01 mg und Chrom weniger als 0,01 mg. Wesentlich ist, daß die Mineralstoffe und Spurenelemente nicht als anorganische Substrate zugesetzt sind, sondern ausschließlich aus natürlichen, organisch-biologischen Quellen stammen. Sie sind entweder an Eiweiß oder an Fruchtsäuren gebunden und damit optimal resorbierbar.

Anwendungsempfehlung: *Zur Anregung der Magen-Darmtätigkeit. Zur Regeneration der Darmflora. Zur Kräftigung des Abwehrsystems. Zur Substitution der Antioxydantien. Zur Stoffwechselaktivierung. Zur bes. Ernährung bei Diabetes-Mellitus.*

Hans-Günter Berner GmbH

Hasenholz 10 · D-2300 Altenholz · Telefon (04 31) 3 27 72 · IFA Hersteller Nr.: 02945 · Pharmazentrale Nr.: 428745

Rökan.
Das Original
zum Festbetrag

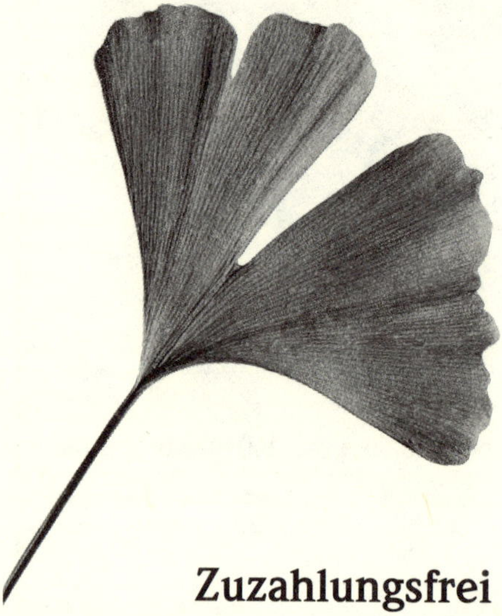

Zuzahlungsfrei
Keine Rezeptgebühr

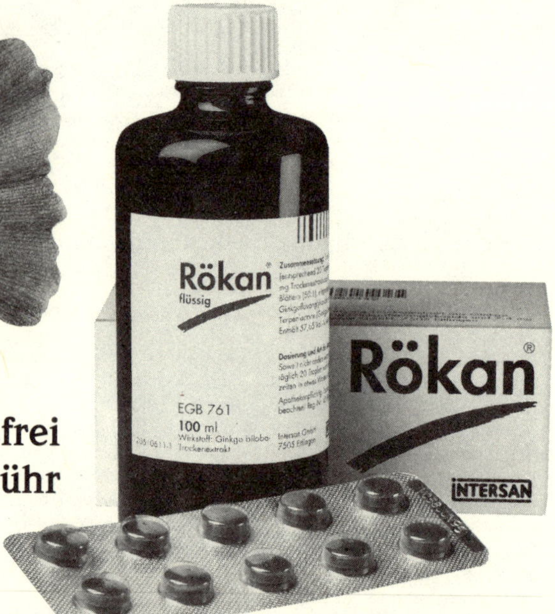

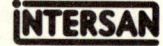

Basica®

Entsäuerung und Regulierung
nach Ragnar Berg

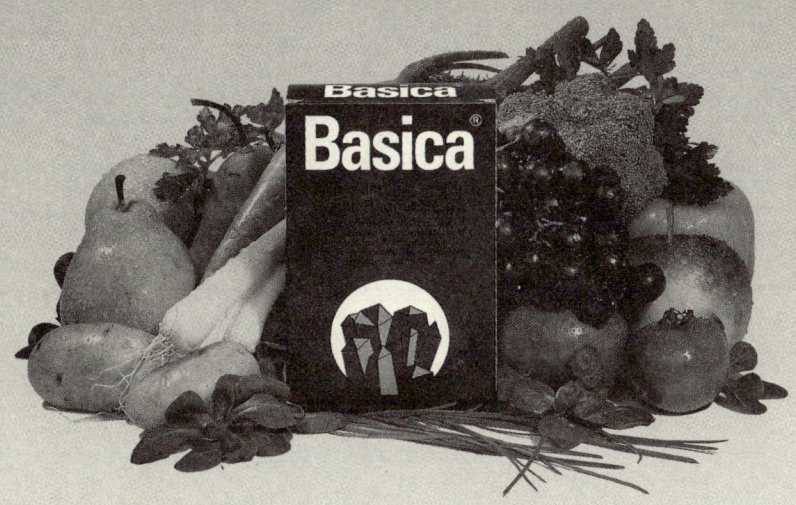

20 Gesundheits-Mineralien, wie sie in natürlich gewachsenem Obst und Gemüse vorkommen.

Flenin

Indikationen: Bindegewebsschwäche, Varizen, Hämorrhoiden, Unterschenkelgeschwür (Ulcus cruris), Knöchelödem, Durchblutungsstörungen (kalte Gliedmaßen, Gangrän); Myom, Prostatahypertrophie, Unterstützung der Behandlung von Tumoren, vor allem Metastasen.

Kontraindikationen, Nebenwirkungen, Wechselwirkungen: Nicht bekannt.

Zusammensetzung: 100 ml enthalten: Apis mellifica Dil.D1 0,2 g, Acidum arsenicosum Dil. D2 0,1 g, Chelidonium majus Dil.D2 0,1 g, Conium maculatum Dil.D2 0,1 g, Crocus sativus Dil.D2 0,1 g, Echinacea angustifolia Dil.D1 0,1 g, Natrium sulfuricum Dil.D1 0,1 g, Ruta graveolens Dil.D1 0,1 g, Salvia officinalis Ø 0,1 g, Secale cornutum Dil.D2 0,1 g, Marsdenia cundurango Dil.D1 1,0 g, Viscum album Ø 0,5 g; enthält 45 Vol.-% Alkohol.

Wirkungsweise: FLENIN beeinflußt das Bindegewebe im Sinne einer Normalisierung der Zellfunktionen. Gebiete, deren Stoffwechsel irreparabel gestört ist, werden abgegrenzt, ihre Umgebung regeneriert und eingeordnet, reparable Fehlsteuerungen im Gewebestoffwechsel werden beseitigt.

Dosierung: 3-5mal täglich vor dem Essen je 10 Tropfen in etwas Wasser einnehmen oder direkt auf die Zunge tropfen und dort vor dem Schlucken möglichst lang belassen.

Handelsformen: 30 ml, 100 ml Flüssige Verdünnung zum Einnehmen.

SCHUCK GmbH Arzneimittelfabrik, 8501 SCHWAIG b Nürnberg 1

HYPERFORAT®

Depressionen, psychische und nervöse Störungen, Wetterfühligkeit, Migräne.

Vegetativ stabilisierend, gut verträglich.

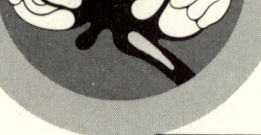

Zusammensetzung: Hyperforat-Tropfen: 100 g enthalten: Extr. fl. Herb. Hyperici perf. 100 g, stand. auf 0,2 mg Hypericin* pro ml. Enth. 50 Vol.-% Alkohol. Hyperforat-Dragées: 1 Dragée à 0,5 g enthält: Extr. sicc. Herb. Hyperici perf. 40 mg, stand. auf 0,05 mg Hypericin* Vit. B-Komplex 1 mg.
*und verwandte Verbindungen, berechnet auf Hypericin.

Anwendungsgebiete: Depressionen, auch im Klimakterium, nervöse Unruhe und Erschöpfung, Wetterfühligkeit, Migräne, vegetative Dystonie. Tropfen in der Kinderpraxis: Enuresis, Stottern, psychische Hemmungen, Reizüberflutungssyndrom.
Gegenanzeigen: Keine.
Nebenwirkungen: Photosensibilisierung ist möglich, insbesondere bei hellhäutigen Personen.
Dosierung: Hyperforat-Tropfen: 2–3 x täglich 20–30 Tropfen vor dem Essen in etwas Flüssigkeit einnehmen. Hyperforat-Dragées: 2–3 x täglich 1–2 Dragées vor dem Essen einnehmen. Zur Beachtung: Bei Kindern entsprechend geringer dosieren. Die letzte tägliche Einnahme möglichst vor dem Abend. Häufig ist eine einschleichende Dosierung besonders wirksam.
Handelsformen und Preise:

 Dr. Gustav Klein, Arzneipflanzenforschung, 7615 Zell-Harmersbach/Schwarzwald

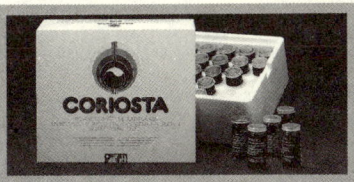
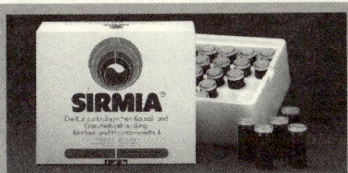
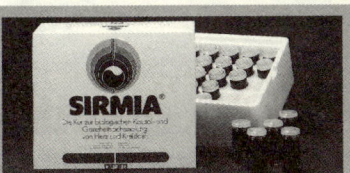
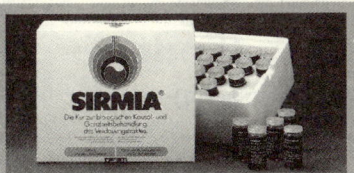
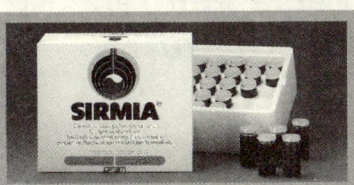
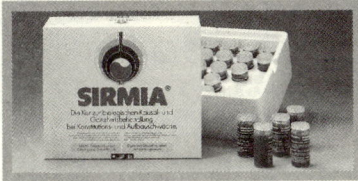

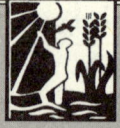
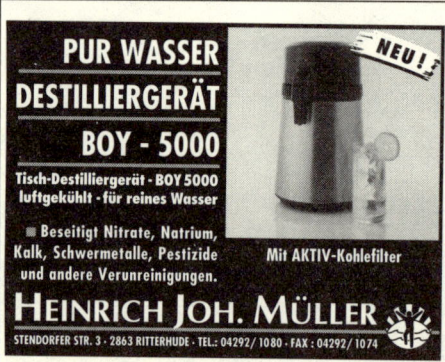
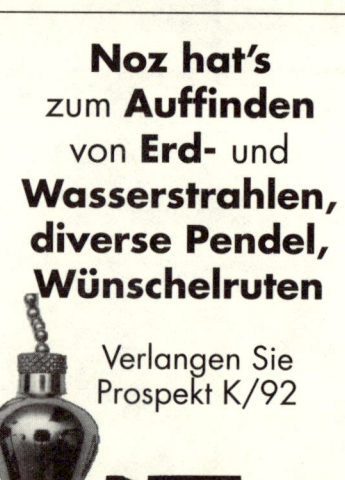

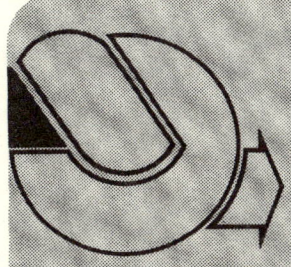
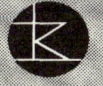
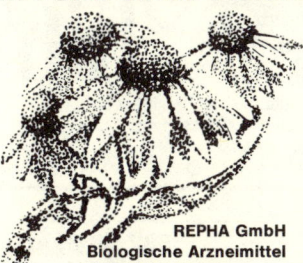

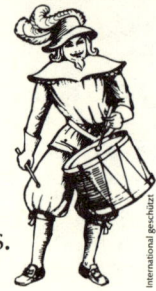
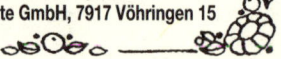
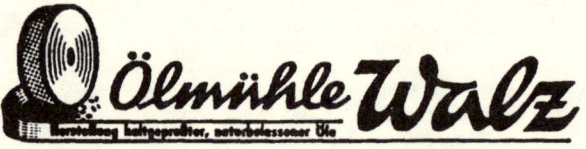

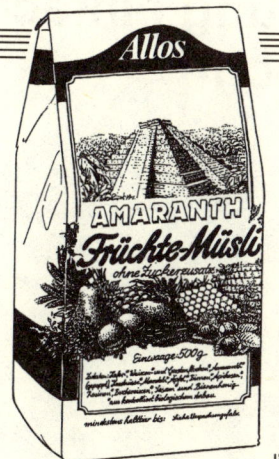

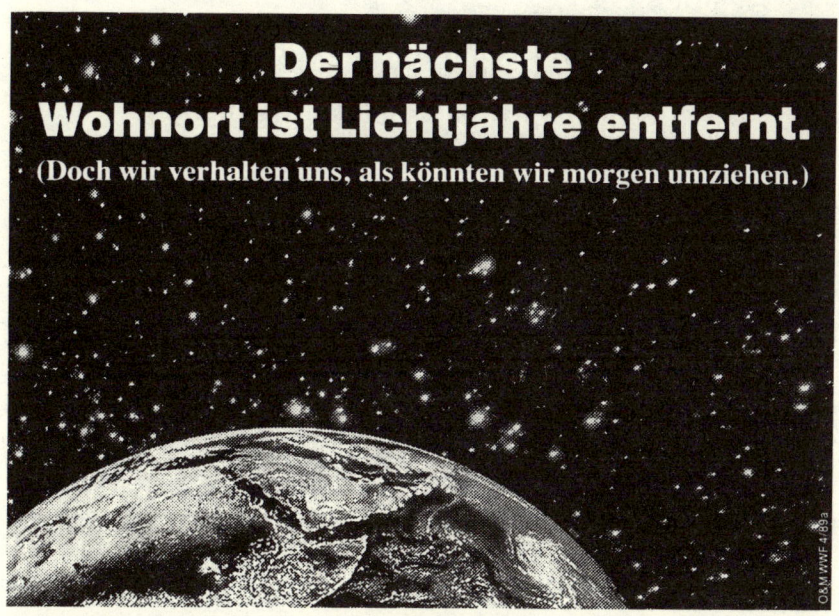

Der nächste
Wohnort ist Lichtjahre entfernt.
(Doch wir verhalten uns, als könnten wir morgen umziehen.)

O&M WWF 4 8093

Täglich rottet der Mensch 50 Tier- und Pflanzenarten aus. Monat für Monat leitet er über 100.000 Tonnen Dünnsäure in die Nordsee, und jährlich zerstört er **WWF** Tropenwälder in der Größe der Bundesrepublik. Bitte helfen Sie mit, diesem Irrsinn ein Ende zu bereiten. Machen Sie mit beim WWF. Um der Erde willen.

Mensch, die Zeit drängt.

Bitte informieren Sie sich ausführlich über die
Erfolge und Ziele des WWF.

Postkarte an

WWF Infodienst
Postfach 0902, 7505 Ettlingen

... und wenn Euch Eure Kinder fragen,

was habt Ihr dagegen getan,

wollt Ihr dann auch sagen: »Wir haben

nichts

gewußt!«

Ist eure Liebe zu Gott

aber schwächer als eure Wünsche,

so werden die Leiden und Widersprüche

kein Ende nehmen in eurem Leben.

BEINSA DUNO

116

Initiative
„Nueva Vida para América Latina"
(„Neues Leben für Lateinamerika")

Ein neuer Weg, jenseits von
Kapitalismus
Kommunismus
Dogmatismus
Sektarismus und allen Ismen

Praktische Hilfe zur Selbsthilfe, ohne neue Auslandsverschuldung
STOPP dem Industrie-Kolonialismus!!!
Verwirklichung des 12-Punkte-Programmes
zur lateinamerikanischen Selbsthilfe.

Informieren Sie sich darüber in dem Buch:
„America Latina – Verlorene Wurzeln –
Völker in Chaos auf der Suche nach ihrer Identität"
104 Seiten DM 16,50, zu beziehen direkt vom Nassall-Verlag.
Der Reinerlös dieses Buches dient den Zielen der Initiative.

Anschrift der Initiative für Lateinameroka und des Nassall-Verlages:
Pipinstraße 20, 86932 Ummendorf bei Landsberg am Lech,
Telefon 0 81 96 / 13 33

Spendenkonto.
Initiative „Neues Leben für Lateinamerika"
Raiffeisenbank Lech-Ammersee eG, BLZ 701 695 41, Konto Nr. 888451

———————————

Viele kleine Leute an vielen kleinen Orten,
die viele kleine Schritte tun, können die Welt **verändern.**
Wenn sie es darüber hinaus wagen,
mit Gott einen neuen Anfang zu machen,
können sie die Welt **erneuern.**
Selbstverständlich rufen wir auch die großen Leute dazu auf!!!

Weitere Bücher von Klaus Dieter Nassall

im Nassall-Verlag

Ganzheitliche Therapie
Ein Informations- und Therapiebegleitbuch

Mittel zum Leben, Mittel zum Heil-Werden
Eine außergewöhnliche Ernährungsbetrachtung

Welche Lebensmittel brauchen wir – allgemein – individuell – in welcher Zusammensetzung – Zubereitung. Wie finde ich meine individuelle Kost – Wie verarbeitet sie der Organismus. Wie, wo und wann sollten wir essen.

Alltagskost – Heilnahrung – Spezialkost für Krebs- und Aidskranke – Lebensmittel als Ergänzungsmittel – Mittel zum Leben – Träger irdischer und kosmischer Energien – Die Eßbedürfnisse der Seele – Lebensmittel, Trägersubstanzen des Bewußtseins – Der Darm als Schranke zwischen Innen- und Außenwelt – Ernährung durch die Augen, die Ohren und die Nase – Was nützt und was schadet uns? .... und weitere interessante Kapitel.

Empfehlungen zu einer gezielten Heilkost für die häufigsten Erkrankungen unserer Zeit, machen dieses Buch zu einem wertvollen Nachschlagewerk.

Fasten und Heilfassen
aus einer allumfassenden Sicht

Dazu sechs milde, altbewährte Fastenkuren aus der Naturheilpraxis – Reinigung von Körper und Seele – das Wesen der Verschlackung

118

Lofi

Das federnde Klopfmassage-System zur idealen Selbstbehandlung mit vielen praktischen Tips für die Gesundheit aus der Naturheilpraxis

Allergie – Hilferuf der Seele
Die neue Geißel der Menschheit

Ursachen Behandlung Heilung

Warum verbreitet sich die Allergie derzeit weltweit wie ein Lauffeuer? Die Allergie hat tausend Gesichter, jeden Tag kommen neue hinzu! Jede Allergieform hat seelische Ursachen, auch die des Neugeborenen. Was sind die wirklichen Ursachen dieses vielfältigen Leidens, das sich in so vielen Formen äußert?

Die Wirbelsäule

Säule der Gesundheit

Lockerungs-, Entspannungs-, Atem-, Bewußtseins- und eigenchiropraktische Übungen.

América Latina – Verlorene Wurzeln
Völker im Chaos auf der Suche nach ihrer Identität

Der Autor, in Lateinamerika aufgewachsen, versucht seit vielen Jahren durch Schriften, Vortragsreisen, Rundfunk- und Fernsehinterviews sowie durch praktische Tätigkeit auf vielen Gebieten, den krisengebeutelten Völkern Lateinamerikas auf seine persönliche Art und Weise zu helfen. Seine langjährigen Lateinamerika-Erfahrungen hat er in diesem Buch kurz und prägnant zusammengefaßt. Er schildert die aktuelle Lage auf allen Gebieten: Mensch,

Religion, Politik, Umwelt, Landwirtschaft, Handwerk, Industrie, Handel, Auslandsschulden. Kurz und einfühlsam behandelt der Autor diese Themen aus ungewöhnlichen Perspektiven.

Darüber hinaus zeigt er mögliche Lösungen, um die anscheinend ausweglose Krise zu überwinden. Am Ende des Buches sind seine Vorschläge in einem 12-Punkte-Programm für Lateinamerika zusammengefaßt.

Auch die schmerzhafte Geschichte dieses Kontinents ist sehr eindrucksvoll geschildert. Die Darstellung der geistigen Hintergründe der grausamen Conquista (Eroberung) und Christianisierung der Ureinwohner des Kontinents, den wir Amerika nennen, bildet den Höhepunkt dieses außergewöhnlichen Buches.

Libertad sin odio y venganza

un camino mas alla del capitalismo, sicialismo, comunismo, nacionalismo, dogmatismo, sectarismo, y de todos los ismos (ein erfolgreiches Buch in Lateinamerika)

Kurzgeschichten aus Venezuela

Über Menschen – Sitte und Unsitten – Stärken und Schwächen – lustiges und trauriges – Begegnungen mit Sonderlingen